நெஞ்செரிவு முதல் வயிற்றுப்புண் வரை மருத்துவம்

பேராசிரியர் டாக்டர் ந. ஜூனியர் சுந்தரேஷ்

எம்.எஸ்., எப்.ஏ.சி.எஸ் (யுஎஸ்ஏ)., டி.எம்.எஸ்., யூ.டி.எஸ்., (பிரான்ஸ்) எப்.ஆர்.சி.எஸ்; (கிளாஸ்கோ)
பேராசிரியர், அறுவைசிகிச்சை மருத்துவத்துறை,
உள்நோக்கி, துளை அறுவைசிகிச்சை மருத்துவ நிபுணர்
இராஜா முத்தையா மருத்துவக் கல்லூரி.
அண்ணாமலைப் பல்கலைக்கழகம், சிதம்பரம்.

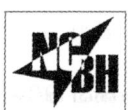

நியூ செஞ்சுரி புக் ஹவுஸ் (பி) லிட்.,
41-பி, சிட்கோ இண்டஸ்டிரியல் எஸ்டேட்,
அம்பத்தூர், சென்னை- 600 050.
☎ : 044 - 26251968, 26258410, 48601884

Language: Tamil
Nencherivu Muthal Vayittruppun Varai Maruthuvam

Author: **Prof. Dr. N. Junior Sundaresh**
First Edition: June, 2022
Copyright: **N. Junior Sundaresh**
No. of pages: 108
Publisher:
New Century Book House Pvt. Ltd.,
41-B, SIDCO Industrial Estate,
Ambattur, Chennai - 600 050.
Tamilnadu State, India.
email: info@ncbh.in
Online: www.ncbhpublisher.in

ISBN: 978-81-2344-280-8
Code No. A 4633

₹ **125/-**

Branches

Ambattur (H.O.) 044 - 26359906 **Spenzer Plaza (Chennai)** 044-28490027 **Trichy** 0431-2700885 **Pudukkottai** 04322- 227773 **Thanjavur** 04362-231371 **Tirunelveli** 0462-4210990, 2323990 **Madurai** 0452 2344106, 4374106 **Dindigul** 0451-2432172 **Coimbatore** 0422-2380554 **Erode** 0424-2256667 **Salem** 0427-2450817 **Hosur** 04344-245726 **Krishnagiri** 0434-3234387 **Ooty** 0423 2441743 **Vellore** 0416-2234495 **Villupuram** 04146-227800 **Pondicherry** 0413-2280101 **Nagercoil** 04652-234990

நெஞ்செரிவு முதல் வயிற்றுப்புண் வரை மருத்துவம்

ஆசிரியர்: **பேரா. டாக்டர் ந. ஜூனியர் சுந்தரேஷ்**
முதல் பதிப்பு: ஜூன், 2022

அச்சிட்டோர்: **பாவை பிரிண்டர்ஸ் (பி) லிட்.,**
16 (142), ஜானி ஜான் கான் சாலை, இராயப்பேட்டை, சென்னை - 14
☎: 044-28482441

All rights reserved. No part of this book may be reprinted or reproduced or utilised in any form or by any electronic, mechanical, or other means, now known or hereafter invented, including photocopying and recording, or in any information storage or retrieval system, without permission in writing from the publishers.

நற்றமிழ் நாவலர்
அணிந்துரை

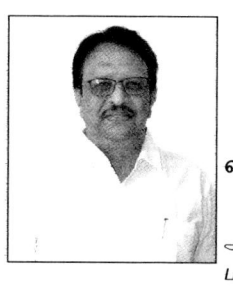

வணக்கம்,

தஞ்சை நகரில் வாழும் மருத்துவர் சுநரேந்திரன் அவர்களை தமிழ் கூறும் நல்லுலகு நன்கு அறியும். மருத்துவ உலகில் மட்டுமின்றி இலக்கிய உலகிலும் தடம் பதித்து நடப்பவர். தனக்கென ஒரு தனி முத்திரையை முத்தாய்ப்பாக மொழி உலகிலும், அறிவியல் மற்றும் இலக்கிய உலகிலும் நிலைநாட்டி நிற்பவர்.

'தந்தை எவ்வழியோ தனயன் அவ்வழி' என்பது நம் வழக்கு. அவ்வழக்கிற்கு ஏற்ப இவரது அருமைத் திருமகனார் பேராசிரியர் டாக்டர் ந.ஜூனியர் சுந்தரேஷ் அவர்களும் திகழ்ந்து வருவது மகிழ்ச்சியளிக்கிறது. இவர், சிதம்பரம் அண்ணாமலைப் பல்கலைக் கழகத்தில் அறுவைசிகிச்சை மருத்துவத்துறை நிபுணராக மருத்துவக் கல்லூரியில் சீரிய முறையில் பணியாற்றும் எழுத்தாற்றல் மிக்க மருத்துவர்.

தாம் கற்ற மருத்துவக் கல்வியை அதுவும் குறிப்பாக வாய் முதல் ஆசனவாய் வரை அன்றாடம் உண்டாகும் நோய்கள் குறித்தும் அதற்கு உள்ள தீர்வுகள் குறித்தும் பாமர மக்களும் அறியும் வகையில் நூல்களாக ஆக்கியிருப்பது மகத்தான பணியாகும்.

இன்று பெருகி வரும் நோய்கள் சமுதாயத்தில் மக்களிடம் ஏற்படுவதற்கும், அதனால் உண்டாகும் இன்னல்கள், மரணங்கள் இவைகளுக்கு விழிப்புணர்வு இல்லாமையும் ஒரு காரணம் ஆகும்.

மக்களிடம் வாய் முதல் ஆசன உணவுப் பாதையில் ஏற்படும் நோய்கள் குறித்து எளிய முறையில் அனைவரும் புரிந்துகொள்ளும் வண்ணம் இதில் எழுதியிருப்பது சிறப்பு.

"நோயற்ற வாழ்வே குறைவற்ற செல்வம்"
"இயற்கையோடு இயைந்து வாழ்"
"தன் சுத்தமும் சுற்றுப்புற சுத்தமும்"

என்கிற சொற்றொடர்களின் அவசியத்தை ஒவ்வொருவரும் உணர வேண்டியது அவசியம் என்பதை இதில் வலியுறுத்துகிறார்.

எளிய நடை இனிய தமிழில் அவசியமான கருத்துகளைத் தெரிந்து கொள்ள வேண்டியவைகளை தாய்த் தமிழில் தந்துள்ள இவரது பணியைப் பாராட்டி மகிழ்கிறேன்.

1. வாய்ப்புண் முதல் மலச்சிக்கல் வரை
2. நெஞ்செரிவு முதல் வயிற்றுப்புண் வரை
3. பித்தப்பை முதல் கணைய வீக்கம் வரை
4. அப்பெண்டிசைடிஸ் முதல் மூலம் வரை

என மனிதர்கள் வாழ்வில் சந்திக்கும் உணவு மண்டலத்தின் மிக முக்கிய நோய்கள் குறித்து இந்த நான்கு நூல்களிலும் தெளிவாக, விளக்கமாக எழுதியுள்ளார்.

நான் இந்த நோய்கள் குறித்து மருத்துவம் பயின்றபோது, "பெய்லி அண்ட் லவ்" என்கிற ஆங்கில நூலில் படித்தேன். இந்த நூல்களின் ஆசிரியர் மேற்சொன்ன நூல் மட்டுமின்றி அறுவை சிகிச்சை குறித்து எழுதப்பட்ட பல ஆங்கில நூல்களைப் படித்து, அதைத் தமிழில் எளிமையாக்கித் தந்துள்ளார்கள்.

உதாரணத்திற்கு ஒன்றைச் சொல்லும்போது 'நெஞ்செரிச்சல்' என்பது இன்று அன்றாடம் பல இலட்சம் மக்கள் சந்திக்கும் ஒரு பிரச்சனையாக உள்ளது.

இது குறித்து எழுதுகின்றபோது எதனால் அது ஏற்படுகிறது என்றும், எவ்விதம் எப்படி அது ஏற்படுகிறது என்றும் மிகவும் தெளிவாக அனைவரும் படித்தால் புரியும்படி தந்துள்ளார்.

நலமான மனித வாழ்விற்கு 'உணவே மருந்து' என்று நமது சித்தர்கள் சொல்லிச் சென்ற செய்திகளையும் நம் வாழ்க்கையில் நாம் உண்ணும் முறையிலேயே பல நோய்களைத் தவிர்க்கலாம் என்பதையும் மருத்துவர் ந.ஜூனியர் சுந்தரேஷ் விளக்கியுள்ளார்.

நமது பாரம்பரிய உணவுகளை, இயற்கை உணவுகளை, சரிவிகிதமாய் உண்பதே சாலச் சிறந்தது. துரித உணவு வகைகளையும் செயற்கை குளிர்பானங்களையும் தவிர்த்தலின் அவசியம் பற்றியும் கூறியிருப்பது இன்றைய தலைமுறையினருக்கு நல்ல விழிப்புணர்வாகும்.

வயிற்றுப் போக்கு ஏற்பட மிக முக்கியக் காரணம், நாம் உண்ணும் உணவின் சுத்தமின்மையே என்பதைச் சொல்லி அதற்கான மற்ற காரணங்கள், அறிகுறிகள், தடுக்கும் வழிகளையும் விளக்கியுள்ளார்.

"சுத்தமில்லா நீரைக் குடிக்காதே"
"சுகாதாரம் இல்லாத இடம் வசிக்காதே"
என்பனவற்றின் அவசியம் இதில் உணர்த்தப்படுகிறது.

ஊட்டச்சத்துக் குறைபாடு, தாய்ப்பாலின் அவசியம், இவை பற்றியும் நோய் எதிர்ப்பு சக்தி ஏன் குறைகிறது என்பது பற்றியும் சொல்லத் தவறவில்லை.

உணவுக் குழாயில் விழுங்குதலின்போது ஏற்படும் தடங்கலுக்கு என்னென்ன பரிசோதனைகள் அவசியம் என்பது குறித்தும் விளக்கியுள்ள இந்த நூல்கள், அறிவியல் உலகின் அவசியத் தேவைகள் எனில் மிகையாகாது.

ஆங்கில வழியில் படித்த மருத்துவர் தமிழ் மொழியில் எழுதியிருப்பதால் எல்லோரும் நோய்கள் குறித்து புரிந்துகொள்ள முடிகிறது.

அரைவயிறு உணவு, கால் வயிறு நீர், மீதி கால் வயிறு காலியிடமாக இருந்தால் நல்லது என்பார்கள்.

உணவுக் கட்டுப்பாடே இன்றைய நோய்களில் இருந்து நாம் தப்பித்துக்கொள்ள கடைப்பிடிக்க வேண்டிய முக்கியக் கட்டுப்பாடு என்பதையும் சொல்லியுள்ளார்கள்.

தவிர்க்கப்பட வேண்டிய உணவுகளைத் தவிர்த்ததால் நோய்களைத் தவிர்க்கலாம். அளவான எடை, சீரான உடற்பயிற்சி, தேவையான அளவு தண்ணீர் குடித்தல், உடல் பருமனைத் தவிர்த்தல், அளவான காரம், புளி, உப்பு மற்றும் நார்ச்சத்து உள்ள பழங்கள், காய்கறிகள் உண்ணுதல் ஆரோக்கிய வாழ்வின் அடிப்படை என்பதை ஆசிரியர் வலியுறுத்துகிறார்.

நவீன மருத்துவ உலகில் குடல்வால் அழற்சி, குடல் அடைப்பு, குடல் செருகல், குடல் பிதுக்கம், மலக்குடல் இறக்கம், மூலம் என அனைத்து வகை நோய்களையும் பற்றி விளக்கியுள்ள இந்த நூல் மருத்துவ உலகின் சிறந்த இலக்கிய வடிவாகும்.

நல்ல நூல் என்பது படித்தவர்களுக்கு ஏதாவது ஒரு வகையில் பயன்பட வேண்டும். இந்த நூல்கள் அனைத்தும் மருத்துவரின் தமிழ் வளமையையும், அவரது துறை சார்ந்த அறிவையும் பறைசாற்றுகிறது. இதுபோல் மேலும் பயன் உள்ள நூல்களை மருத்துவ உலகில் தந்து தமிழ் மொழியையும் தரணியில் ஆங்கில மொழிக்கு நிகராக உணர்த்த

ஆசிரியர் முற்பட வேண்டுமாய் கேட்டுக் கொள்கிறேன். ஆங்கிலத்தில் படிப்பதைவிட நம் தமிழ்மொழியில் படித்தால் எளிதே விளங்கும். அதற்கு இதுபோன்ற நூல்கள் மேலும் அவசியம்.

வளர்க இவரது இந்தப் பணி! வாழ்த்துகள்!

இவண்
மருத்துவர் ஜெய.ராஜமூர்த்தி
தலைவர், வள்ளலார் தமிழ் மன்றம், திருவெண்காடு.
இயக்குநர்
மருத்துவம் மற்றும் ஊரக நலப்பணிகள்
அரசு தொழிலாளர் ஈட்டுறுதிக் கழகம் (ESI)
தமிழ்நாடு

முகவுரை

ஒரு நாடு முன்னேற, மக்கள் நல்வாழ்வு பெற அறிவியல் இன்றியமையாதது. அறிவியலைத் தமிழ் மக்களுக்குத் தமிழில் கற்றுத்தர வேண்டியது தவிர்க்க முடியாதது. இலக்கியச் சிறப்பு வாய்ந்த தமிழ் மொழியினை, அறிவியல் சிறப்புப் பெற்ற மொழியாக ஆக்க வேண்டியது பயனுடைய செயலாகும். இதற்கான முயற்சிகள் அவ்வப் போது எடுக்கப்பட்டு வருகின்றன என்றாலும், மேலும் பல முயற்சிகள் தேவை.

> பிற நாட்டு நல்லறிஞர் சாத்திரங்கள்
> தமிழ் மொழியில் பெயர்த்தல் வேண்டும்
> இறவாத புகழுடைய புது நூல்கள்
> தமிழ் மொழியில் இயற்றல் வேண்டும்

என்று பாட்டிசைத்த பாரதி, மேலும்,

> புத்தம் புதிய கலைகள் - பஞ்ச
> பூதச் செயல்களின் நுட்பங்கள் கூறும்;
> மெத்த வளருது மேற்கே - அந்த
> மேன்மைக் கலைகள் தமிழினில் இல்லை.

> சொல்லவும் கூடுவதில்லை - அவை
> சொல்லுந் திறமை தமிழ்மொழிக் கில்லை
> மெல்லத் தமிழினிச் சாகும் - அந்த
> மேற்கு மொழிகள் புவிமிசை யோங்கும்

> என்றந்தப் பேதை உரைத்தான் - ஆ!
> இந்த வசையெனக் கெய்திட லாமோ?
> சென்றிடுவீர் எட்டுத் திக்கும் - கலைச்
> செல்வங்கள் யாவும் கொணர்ந்திங்கு சேர்ப்பீர்!

என்று கூறி, தமிழில் அறிவியல் நூல்கள் குறைவு என்பதை ஒப்புக் கொண்ட மகாகவி பாரதி, தமிழர்களுக்குக் கலைச்செல்வங்களை எட்டுத் திக்கும் சென்று கொண்டுவரச் சொல்லிப் பணிக்கின்றார்.

வெளியுலகில் சிந்தனையில் புதிது புதிதாக
    விளைந்துள்ள எவற்றினுக்கும் பெயர்கள் எல்லாம் கண்டு
தெளிவுறுத்தும் படங்களோடு சுவடியெல்லாம் செய்து
    செந்தமிழைச் செழுந்தமிழாய்ச் செய்வதுவும் வேண்டும்
....
உலகியலின் அடங்கலுக்கும்
    துறைதோறும் நூல்கள்
ஒருவர் தயை இல்லாமல்
    ஊரறியும் தமிழில்
சலசலவென எவ்விடத்தும்
    பாய்ச்சி விட வேண்டும்

என்ற புரட்சிக்கவிஞரின் கனவினை மெய்ப்பிக்க எடுத்த அரும்பெரும் முயற்சியினாலே இந்நூல் வெளிவருகிறது.

623, கீழவீதி, **பேராசிரியர் டாக்டர் ந. ஜூனியர் சுந்தரேஷ்**
தஞ்சாவூர் - 613 001.
தொலைபேசி : 04362 - 230366

9

பொருளடக்கம்

1.	நெஞ்செரிவு - உடல் பருமனானவர் கவனிக்கவும்	11
2.	விழுங்குதலில் தடங்கல்கள்	14
3.	பசி	21
4.	இரைப்பை, உணவுக்குழாய் எதிர்க்களிப்பு நோய் (GERD)	24
5.	ஏப்பம் - [சில பேர் ஆளையே ஏப்பம் விட்டுவிடுவார்கள் இது அதுவல்ல]	34
6.	அக்கலேசியா (Achalasia) - உணவு விழுங்கச் சிரமம் நாளுக்கு நாள் அதிகரிக்கிறதா? நாற்றமுடன் வாந்தியா? கவனம் தேவை	38
7.	உணவுக்குழாய்ப் புறப்பொருள் (Foreign bodies) தொண்டைக்குக் கீழே கோழி எலும்பு சிக்கிக்கொண்டதா?	44
8.	உணவுக்குழாய்ப் புற்றுநோய் (Carcinoma of the Oesophagus)	46
9.	இரைப்பை அழற்சி (Gastritis - திடீர் வயிற்றுப்புண்)	53
10.	வயிற்றுப்புண் (Peptic Ulcers)	55
11.	வயிற்றுப்புண் - என்னதான் சாப்பிடுவது?	73
12.	வயிற்றுப்புண் ஓட்டை (Perforated Peptic Ulcer)	78
13.	இரத்த வாந்தி (Haematemesis)	81
14.	நாட்பட்ட வயிற்றுப் புண்ணினால் ஏற்படும் இரைப்பை அடிப்புறக் குறுக்கம் (Pyloric Stenosis)	88
15.	இரைப்பைப் புற்று (Gastric Cancer)	90
16.	அதிக உடல் பருமனுக்கான அறுவைசிகிச்சை	97
17.	உள்நோக்கி (GASTRO DEODENO SCOPY AND COLONOSCOPY)	100

1. நெஞ்செரிவு
உடல் பருமனானவர் கவனிக்கவும்

நெஞ்செரிவு, உணவுக்குழாய் அழற்சியினால் ஏற்படும். உணவுக் குழாய் அழற்சி 1. உடன் தோன்றுவது, 2. நாட்பட்டவை என இருவகைப்படும்.

1. உடன் தோன்றுவது

நெருப்புப் புண்கள், சூடான திரவப் பொருட்களை உட்கொள்ளுதல், நுண்ணுயிர்களால் உண்டாகும் நோய்கள், இரைப்பையில் இருந்து கொப்பளிக்கும் அமிலம் மற்றும் சோதனைக்குழாய் உராய்வு களினால் உணவுக்குழாயில் ஏற்படும் அழற்சி.

2. நாட்பட்டவை

இவை பெரும்பாலும் இரைப்பையிலிருந்து கொப்பளிக்கும் அமிலத்தினாலும், சரியும் இரைப்பைப் பிதுக்கத்தாலும், காரம் (Alkali) கொப்பளித்தாலும் ஏற்படலாம். இது, பெரும்பாலும் வயிற்றுப் புண்ணுக்குச் செய்யப்படும் அறுவைசிகிச்சைக்குப் பிறகு ஏற்படும். கருவுற்றபொழுது இவ்வழற்சி தோன்றினால், பிள்ளை பிறந்தவுடன் அறிகுறிகள் நீங்கிவிடும்.

உணவுக்குழாய் அழற்சி ஏற்படும்போது உள்ளே நடைபெறுவது என்ன?

இவ்வாறான அழற்சியினால் உணவுக்குழாயின் கீழ்ப் பாகங்கள்தான் அதிகமாகப் பாதிக்கப்படுகின்றன. தொடர் நிகழ்வாக அழற்சி ஏற்பட்ட பகுதி புண்ணாகும். இந்நோயுள்ளோருக்கு இரவில்தான் அறிகுறிகள் அதிகமாக ஏற்படும். இதற்குக் காரணம் படுத்திருக்கும் நிலையில், இரைப்பையிலிருந்து கொப்பளிக்கும் அமிலம், உணவுக் குழாயை அரிப்பதனால் ஆகும்.

உணவுக்குழாய் புண்ணானபின் இரைப்பை நெஞ்சுக் கூட்டுக்குள் இழுக்கப்படும். இதனால் அமிலம் அதிகமாகச் சுரக்கும். எனவே, உணவுக்குழாயில் ஏற்படும் புண்கள், ஒருவிதமான சுழல்முறையை மேற்கொள்கின்றன. அதாவது, உணவுக்குழாயில் உள்ள புண்களினால் இரைப்பை மேலே இழுக்கப்படுதல் - அமிலம் அதிகமாகச் சுரப்பது - புண் ஏற்படுதல் என்பன போன்றவை.

இதுபோன்ற அறிகுறிகள் பெண்களுக்கு, கருவுற்ற காலங்களில் உண்டாவதுண்டு. இதற்கு முக்கியக் காரணம், மேல் நோக்கி பெருத்துள்ள கர்ப்பப்பையின் அழுத்தமாகும்.

இதயவலி போல் பயமுறுத்தும்

வலி முதலில் தொடங்கும்பொழுது உள் நெஞ்சில் ஆரம்பித்து, பின்பு இரண்டு தோள்பட்டைகளுக்கும் பரவி, இரண்டு கைகள் மற்றும் காதுகளுக்கும் பரவக்கூடும். இது, இரவு வேளைகளில் பெரும்பாலான

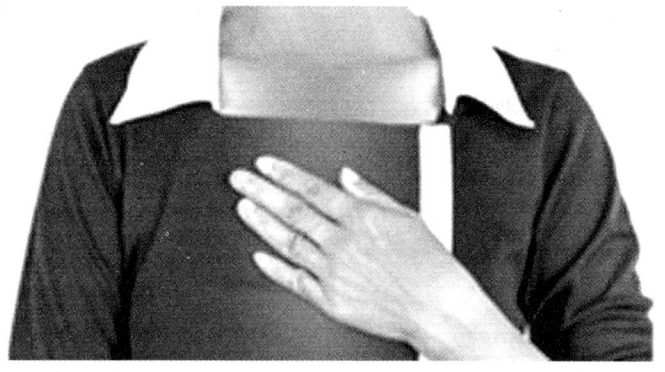

சமயங்களில் இதய வலியின் சாயலைக் கொண்டதாகத் தோன்றும். இதன் காரணமாக, இந்நோயாளிகள் இதயநோய் மருத்துவரிடம் அலறி அடித்து ஓடுவது வழக்கம். நிமிர்ந்து அமர்ந்து, அமில எதிர்ப்பு மருந்துகளை உட்கொள்து இந்நோய்க்கு மருத்துவமாகும்.

ஆகாரங்கள் விழுங்க சிரமம்

இந்நோயால் பாதிக்கப்பட்டவர்களுக்கு உணவுப் பொருட்கள் அழற்சியான இடங்களில் ஒட்டிக்கொள்வதால், விழுங்குவது சிரமமாக இருக்கும். உணவுக்குழாயில் குறுக்கம் ஏற்படுவதற்கு வெகு நாட்களுக்கு முன்பே இதுபோன்ற அறிகுறிகள் உண்டாகக்கூடும். உணவுக்குழாயின் திடீர் சுருக்கம் அல்லது வீக்கம் இதன் அறிகுறியாகும். குறுக்கம் நிரந்தரமானால் உணவுப் பொருட்கள் கீழே செல்லாது உடன் வாந்தி ஏற்படும். கசிந்த இரத்தம் மலத்தில் கலந்து வரக்கூடும், மலம் கருப்பு நிறமாகத் தோன்றும். இரத்தக் கசிவினால் இரத்தச் சோகை ஏற்படும்.

இந்நோயை அறிய, பேரியம் எக்ஸ்ரே படத்தின் மூலம் குறுக்கம் மற்றும் வேறு காரணங்களையும் காணலாம். உள்நோக்கி மூலமாகவும் அழற்சி, புண் மற்றும் குறுக்கங்களை அறிய முடியும். இதுவே சிறந்த முறை.

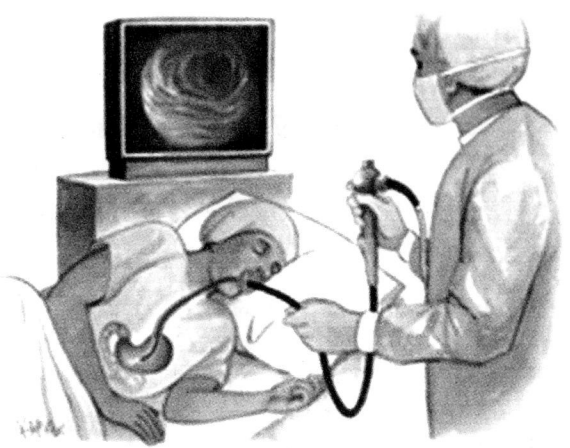

மருத்துவம்

நோயை உண்டாக்கும் காரணங்களைத் தடுப்பதே நோயைக் குணப்படுத்த சிறந்த முறை. சமீப காலமாக ரானிடிடின், ஒமிப்ரசோல், லான்சோப்ரசோல், பாண்டோப்ரசோல் என்ற மாத்திரைகள் உபயோகத்தில் உள்ளன.

2. விழுங்குதலில் தடங்கல்கள்

ஒரு மனிதன் உணவு உண்ணும்பொழுது, அது நாக்கினால் பின்னுக்கு உந்தப்படுகிறது. அதன் பின்னர் தொண்டையில் உள்ள மூன்று சுருக்குத் தசைகளால் அந்த உணவு கீழே தள்ளப்படுகிறது. இந்தத் தசைகள், தோட்டத்தில் உள்ள மலர்த்தொட்டிகள் போல் ஒன்றுக்குள் ஒன்று அமைந்து, சுருங்கும்பொழுது ஒவ்வொன்றாகச் சுருங்கி, உணவை இவ்விதம் உள்ளே தள்ளுகின்றன. அடுத்து, உணவுக் குழாயில் உள்ள தசைகள் உணவை இரைப்பைக்கு அனுப்பிவைக்கின்றன. இவ்விதம் உந்தித்தள்ள நீளவாட்டில் உள்ள தசைகளும், அதே நேரம் இரைப்பையிலிருந்து அமிலம் எதிர்த்துக்கொண்டு மேலே வராமல் இருக்க, உணவுக்குழாயின் கீழ்ப் பாகத்தில் உள்ள சுருக்குத்தசையும் உதவிபுரிகின்றன. விழுங்கும் சடங்கு சாதாரணமாக ஓர் உணர்வற்ற சடங்கு. தடங்கல் இல்லாத வரையில், விழுங்கும் தருணத்தில் உணவு உண்பவன் அது பற்றி அறிய மாட்டான்.

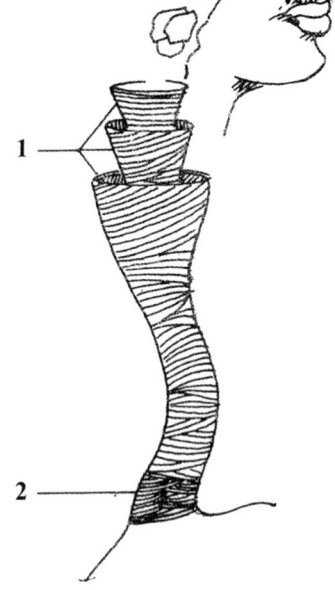

1) உணவுக்குழாய் அமைப்பு: மேல் பாகத்தில் மலர்த் தொட்டிகள் ஒன்றன் உள் ஒன்றாக வைத்திருப்பதுபோல் மூன்று சுருக்குத் தசைகள்

2) கீழ்ப் பாகத்தில் உள்ள சுருக்குத் தசை, இரைப்பை அமிலம் மேல் எதிர்த்து வருவதைத் தடுக்கிறது.

படம் உணவுக் குழாய் அமைப்பு

விழுங்கும் முறையில் தடை ஏற்பட்டால், இதற்கு நேர்மாறாக உணவு உண்பவனுக்கு, உணவு இறங்குவது சரியில்லை எனத் தெரிய வரும். தவிர, பலருக்கும் எந்த இடத்தில் இவ்வித அடைப்பு ஏற்படுகிறது என்பதையும் எடுத்துக் கூற இயலும்.

உணவு விழுங்குவதில் தடை ஏற்படுவதற்குப் பல காரணங்கள் உள்ளன. சில நோய்கள் திடீரெனவும், சில மெதுவாகவும் தலை காட்டலாம். சிலருக்கு விழுங்கும்பொழுது வலியுடன் இந்தத் தடங்கல் ஏற்படலாம். சில வித நோய்களில் விழுங்குதலில் தடங்கல் இருப்பது மட்டுமன்றி, ஒவ்வொரு முறை விழுங்கும்போதும், புரையேறி, உணவு, மூச்சுக்குழாயில் (Trachea) இறங்கக்கூடும்.

இனி, விழுங்குவதில் தடங்கல் நோய்கள் யாவை? என்று பார்க்கலாம். அழற்சி நோய்களால் ஏற்படக்கூடிய இந்நிலை டான்சில், தொண்டை போன்ற நாக்குக்குப் பிற்பட்ட உறுப்புகளில் தோன்றக் கூடும். இளம் வயதில் ஏற்படக்கூடிய டான்சில் அழற்சி நோயில், திடீரென ஏற்படும் தொண்டைவலி, அதன் காரணமாக விழுங்குதலில் கஷ்டம், தவிர, காய்ச்சல் முதலிய அறிகுறிகள் தென்பட்டு, சில நாள்களில் தானாகவோ, ஆன்டிபயோடிக் மருந்துகள் காரணமாகவோ கட்டுக்குள் அடங்கிவிடும். தொண்டை அழற்சி வயதானவர்களிடையே தோன்றி, நிமோனியா போன்ற நோய்களில் முடியலாம். மேற்கூறிய நோய்களில் விழுங்குதலில் தடை திடீரெனத் துவங்கி, வலி மற்றும் காய்ச்சலுடன் தென்படும்.

இவ்வாறு ஏற்படும் திடீர் நோய்கள் தவிர, உணவுக்குழாயில் குறைபாடுகள் காரணமாகப் பல விழுங்கு தடைநோய்கள் ஏற்படலாம். இந்நோய்களை ஐந்து வகையாகப் பிரிக்கலாம். இவை முறையே: 1) சதை வளர்வதால் ஏற்படும் அடைப்புகள் - இவற்றுள் புற்றுச்சதையும், புற்று அல்லாத சதையும் சேர்வன. 2) தசைத் தளர்வின்மை காரணமாக உணவுக்குழாயில் உணவு தங்கிவிடுதல், 3) வெளியிலிருந்து அழுத்தம் காரணமாக உணவுக்குழாயில் தடங்கல் ஏற்படுதல், 4) நரம்புக் கோளாறுகளால் உணவுக்குழாய்த் தசைகளில் சலனக் கோளாறு ஏற்படுதல், 5) அழற்சி காரணமாக ஏற்படும் தடங்கல் ஆவன.

சதை வளர்ச்சி

இந்த வகையில் உணவுக்குழாயுள் புற்றுநோய் ஏற்படுவது விழுங்குதலில் தடங்கலுக்கு ஒரு முக்கிய காரணமாகும். வயது வந்தோருக்கு விழுங்குதலில் தடங்கல் ஏற்பட்டால், இந்நோயை நினைவில்கொண்டு பரிசோதனை செய்துகொள்வது மிக அவசியம். இந்நோய் பற்றி உணவுக்குழாய்ப் புற்றுநோய் என்ற தலைப்பில் எழுதப்பட்டுள்ளது.

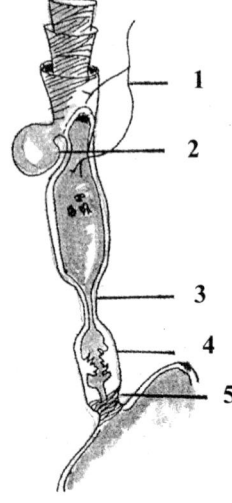

(1) நரம்பு இயல் கோளாறு
(2) சளி மண்டலப் பிதுக்கம் வெளியிலிருந்து அழுத்துதல்
(3) தழும்பு காரணமாகச் சுருக்கம் ஏற்படுதல்
(4) புற்றுநோய்க் காரணத்தால் அடைப்பு
(5) சுருக்குத் தசை தளர்வு இல்லாத நிலை

படம் 8.2: விழுங்குதலில் தடங்கள் காரணங்கள்

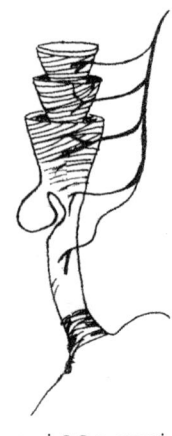

படம் 8:3 உணவுக் குழாயில் சளிமண்டலப் பிதுக்கம் உணவுக்குழாயில் சளி மண்டலப் பிதுக்கம் மேல் பகுதியில் சுருக்குத் தசை அருகே ஏற்படுகிறது.

தொண்டைச்சளி படலப் பிதுக்கம்

உணவுக்குழாய் ஆரம்பமாகும் இடத்தில், (முதலில் கூறப்பட்ட மூன்று தொண்டைச் சுருக்குத் தசைகளில்) மூன்றாவது சுருக்குத் தசை முடிகிறது. இந்தச் சந்திப்பு இடத்தில், சுருக்குத் தசை சுருங்கும் நேரத்தில் கீழே உணவுக்குழாய் அதற்கு ஈடாகத் தளர்ந்துகொள்ளாமல் இருந்தால், அந்த இடத்தில் உள் அழுத்தம் அதிகமாக, சளிப் படலம் தசைகளுக்கு இடையே பிதுங்கத் தொடங்கலாம் (படம். 8.4). தொண்டைச் சளி மண்டலப் பிதுக்கம் (Pharyngeal Diverticulum) என்னும் இந்த நோயில் சளிப்படலப் பிதுக்கல் அதிகமாக, அங்கே உணவும் சேர ஆரம்பித்து, இந்தச் சேர்க்கையே உணவுக்குழாய்மீது அழுத்தக்கூடும்.

பிதுக்கப்பட்ட சளிப் படலத்தில் இதனால் அழற்சி ஏற்பட்டு, மற்றும் சீழ் பிடிக்கக்கூடும். கீழ்ச் சுருக்குத் தசையினை வெட்டி, சளிப்படலத்தின் பிதுக்கலையும் எடுத்துவிடுதல் இந்நோய்க்குக் குணம் தரும்.

தசைத் தளர்வின்மை (Achalasia)

உணவு இறங்கும்பொழுது தசை தளராமல் இருப்பதன் காரணமாக விழுங்குதலில் தடங்கல், உணவுக்குழாயின் முடிவில் ஏற்படலாம். இந்த இடத்தில் உள்ள சுருக்குத் தசை அவ்வப்பொழுது உணவு இறங்கும் நேரத்தில் தளர்ந்தும், மற்ற நேரத்தில் இரைப்பையில் உள்ள அமிலம், எதிர்த்து மேலே ஏறாமல் தடுக்கவும் அமைக்கப்பட்டிருக்கிறது. அமிலம் எதிர்த்து மேல் வந்தால் உணவுக்குழாய் வெந்து, அழற்சி ஏற்பட்டுப் புண் ஆகிவிடக்கூடும். இதைத் தவிர்க்கும் விதத்திலேதான் உணவு மட்டும் கீழே செல்ல இவ்விதச் சுருக்குத் தசை அமைக்கப் பட்டிருக்கிறது. தசைத் தளர்வின்மை நோயில், இந்தச் சுருக்குத் தசை தளராமல், உணவு உணவுக் குழாயிலேயே தங்கிவிடுகிறது (படம். 8.4). இந்நோய் பிறகு விரிவாக விவாதிக்கப்பட்டுள்ளது. அதனால் உணவு சேரச்சேர, அதனுடைய கன பரிமாணம் காரணமாக அவ்வப்பொழுது உணவு ஓரளவு இரைப்பைக்குச் செல்லக்கூடும். இந்த நோய் அக்கலேசியா கார்டியா (Achalasia Cardia) என்னும் பெயருடையது. இந்நோய் ஏற்பட்டோருக்கு, உணவு உண்ண முடியாமல் உடல் இளைக்கும். தவிர, அவ்வப்பொழுது உணவுக்குழாயில் தங்கியுள்ள உணவு, தூங்கும் நேரங்களில் வாந்தியாக வெளிவரலாம், அல்லது உணவுக்குழாயிலிருந்து நுரையீரலுக்கு வழிந்து ஓடி, நிமோனியா, நுரையீரல் சீழ்க்கட்டி போன்ற நோய்களும் தோன்றலாம்.

உணவுக்குழாயின் கீழ்ப் பாகத்தில் சுருக்குத்தசைத் தளர்வின்மை நோயைக் (Achalasia Cardia) குணப்படுத்த, உள்ளே வாய் வழியே விரிப்பான்களைக் கொண்டு சுருங்கிய உணவுக்குழாயை விரித்துத் தளர்த்துதல் வேண்டும். சிலருக்கு அறுவைசிகிச்சை தேவைப் படலாம். சுருக்குத் தசையினை வெட்டி, தசை தளர்த்துதல் உதவலாம்.

விழுங்குதல் கடினமாக உள்ளவர்களுக்குப் புற்றுநோய் இருக்கக் கூடும் என்பதை மனதில் வைத்துக்கொண்டு, அதற்கு வேண்டிய பரிசோதனைகள் செய்தல், ஒரு மருத்துவரின் முக்கியக் கடமையாகும். அதிலும் முக்கியமாக, வயது முதிர்ந்தோருக்கு இந்த முறையை மேற்கொள்வது மிகவும் தேவையாகும்.

வெளியிலிருந்து அழுத்தம்

வெளியிலிருந்து கட்டி அல்லது உறுப்புகள் வீக்கம் காரணமாக, உணவு எளிதில் இறங்க முடியாமல் இருக்கலாம். கழுத்திலும் மேல் மார்புக்கூட்டிலும் இவ்விதக் கட்டிகள் ஏற்படுவதுண்டு. தைராய்டு, தொண்டை, மூச்சுக்குழாய், நெறிக் கட்டிகள் ஆகியவற்றுள் புற்றுநோய் தோன்றி, அதன் காரணமாக உணவுக்குழாய் மீது அழுத்தம் ஏற்பட்டு,

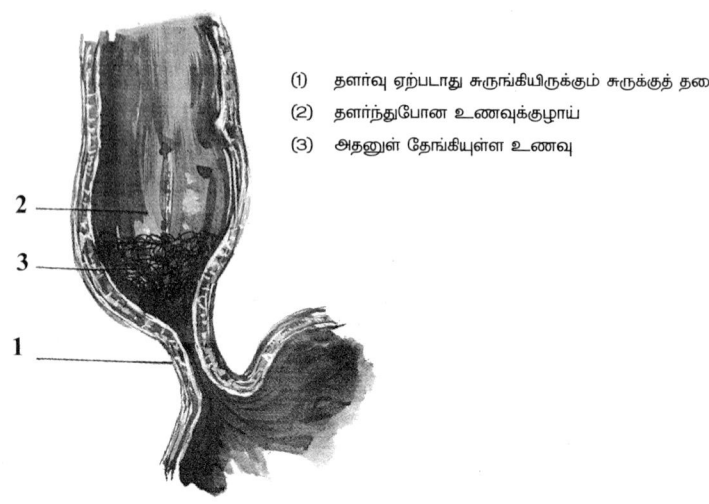

(1) தளர்வு ஏற்படாது சுருங்கியிருக்கும் சுருக்குத் தசை
(2) தளர்ந்துபோன உணவுக்குழாய்
(3) அதனுள் தேங்கியுள்ள உணவு

படம் 8.4: உணவுக்குழாய் சுருக்குத் தசைத் தளர்வின்மை

விழுங்குதலில் தடங்கல் ஏற்படுவதுண்டு. தவிர, மகாதமனி (aorta) நோய்வாய்ப்பட்டு வீங்கிப்போகலாம். இந்நோய் அநியூரிசம் (Aneurysm) எனக் கூறப்படும். பழைய சக்கரத்தில் இரப்பர், டியூப் வீக்கமடைவது போல, இந்தத் தமனி வீக்கம் அடையலாம். இது முற்றி, கடைசியில் இரத்தக்குழாய் உடைந்து உயிர் இழக்கும் நிலை, இந்நோயால் ஏற்படலாம். இங்கே விழுங்குதலில் தடங்கலைவிட, அதன் காரணியாக இரத்தக் குழாய் வீக்கம் அதிக முக்கியத்துவம் பெறுகிறது.

நரம்புக் கோளாறுகள்

வயது வந்தோருக்கும் மற்றும் நீண்டகாலச் சர்க்கரை நோய் உள்ளவருக்கும் உணவுக்குழாயுடன் தொடர்புடைய நரம்பு பலவீனம் அடைவதன் காரணமாக, உந்தித்தள்ளும் சக்தியை உணவுக்குழாய் இழந்துவிடலாம்.

8. உணவுக்குழாய் அழற்சி விளைவுகள்

இரைப்பையில் உள்ள அமிலநீர் எதிர்த்து வந்து உணவுக்குழாயில் அழற்சி அல்லது புண் ஏற்படுத்துவதன் காரணமாக விழுங்குதலில் தடங்கல் ஏற்படலாம். இந்நிலை ஏற்பட்டு உணவுக்குழாயின் கடைசியில் உள்ள சுருக்குத் தசை சரிவர பணி செய்யாமலிருப்பது தவிர, அழற்சி, இந்நிலையை மோசமாக்குகிறது. இதனால் மேலும் புண்ணாகித் தழும்பு ஏறி, அடைப்பும் ஏற்படக்கூடும்.

கிருமிகளினால் உணவுக்குழாயின் அழற்சிநிலைகள் ஏற்படுவதில்லை என்பது ஓர் உண்மை. இதற்கு முக்கியமான காரணம், உணவுக்குழாயின் சளிப்படல அமைப்பு. இந்த சளிப்படலம் மற்ற உறுப்புகளின் சளிப்படலம் போல் அல்லாமல் சருமத்தின் மேல்தோல் போன்று அமைந்துள்ளது. (ஆனால், ரோமங்கள் மற்றும் வியர்வைச் சுரப்பிகள் இல்லை; அவற்றிற்கு அவசியமுமில்லை.) உடம்பு எதிர்ப்பு நிலை குறையும்போது, பூஞ்சைக் காளான் வகைகள் குடியேறி, உணவுக்குழாயில் அழற்சி ஏற்படுவதை, சமீபகாலத்தில் காண்கிறோம். உள்நோக்கிக் குழாய் மூலம் இதைக் கண்டறிய முடியும். எய்ட்ஸ் நோய் (AIDS) உள்ளவருக்கும் மற்றும் இரசாயன சிகிச்சை (Chemotherapy) கொடுக்கப் படும் புற்றுநோய் உள்ளவருக்கும், மாற்றுறுப்பு பெற்றுக் கொண்ட நபருக்கும் எதிர்ப்புநிலை குறைவு உண்டாக்க மருந்துகள் கொடுக்கப் படும்போதும் இத்தகைய பூஞ்சக் காளான் நோய்கள் தோன்றக்கூடும். இவர்களுக்கு, விழுங்குவது கஷ்டமாகவும் வலியுடனும் இருக்கக்கூடும். தவிர, வாய், நாக்கு ஆகிய உறுப்புகளிலும் காளான் வகைகள் இருப்பது தெரியக்கூடும். காளான்களைக் குணப்படுத்த இன்று கீட்டோகோனசோல் (Ketoconazole) போன்ற மருந்துகள் இருக்கின்றன.

நோயின் வரலாற்றினைத் தெளிவாக அறிவது, நோயின் இயல்பை அறிய உதவும். பேரியம் மாவு கொடுத்துப் படம் எடுத்து, மற்றும் நிழல் படங்களைத் திரையில் நேரில் கண்டு ஆராய்ந்தால், அடைப்பு இருப்பதைக் காணலாம். அப்போது அது எந்த மட்டத்தில் இருக்கிறது, உணவுக்குழாயுள்ளேயா? அல்லது வெளியேயா? இந்த அடைப்பு இருக்கிறது, குழாயின் சலனங்கள் எவ்வாறு இருக்கின்றன போன்ற பல கேள்விகளுக்கு விடை கிடைக்கும். இந்தப் பேரியம் படங்கள் ஓரளவு நோயின் காரணத்தை எடுத்துக்காட்ட உதவும்.

இது தவிர, மிக முக்கியமான பரிசோதனையாக, உள்நோக்கிக் குழாயை உபயோகித்து உணவுக்குழாயில் அமிலப்புண், புற்றுநோய், தசைத் தளர்வின்மை போன்ற நோய்களையும் கண்டறியமுடியும். அவசியமிருந்தால் திசுப் பரிசோதனையும் (biopsy) செய்யலாம்.

இன்றுள்ள நிலையில், இவை தவிர, அழுத்தமானி கொண்டு, உணவுக்குழாயின் உள்ளே அழுத்தமாற்றங்கள் அளப்பது ஓர் உபயோகமான பரிசோதனை ஆகும். தவிர உணவுக்குழாயுள் எதிர்த்து வரும் அமில அளவுப் பரிசோதனை செய்வதும் நோயின் காரணத்தையும் நிலையையும் அறிய உதவுகிறது.

சிகிச்சை

அமில நோய் காரணமாக விழுங்கு தடை உள்ளவருக்கு உணவுக்கட்டுப்பாடு மிக அவசியம். காபி மற்றும் சாக்லேட், குளிர்ந்த

பானங்கள், புகையிலை போன்றவற்றைத் தவிர்ப்பது, உடல் எடை குறைப்பது ஆகியவை இந்நோய் குணமடைய மிகவும் உதவுகின்றன. தவிர அமில எதிரிகள் (Antacids), டாம்பிரிடான் (Domperidone) போன்ற மருந்துகள் இந்நோயின் வீரியத்தைக் குறைக்க உதவுகின்றன. இரவில் உறங்கும் நேரத்தில், தலைப்பக்கம் சிறிது தூக்கியபடி படுத்தால் அமில எதிர்ப்பு குறையும். அறுவை சிகிச்சை வெகு சிலருக்கே தேவைப்படுகிறது.

3. பசி

செரிமான மண்டலம் அவ்வப்பொழுது உடலில் உள்ள உணவுச் சத்துகள் குறைந்துவருகின்றன என எடுத்துக் கூறப் பசியை உண்டாக்குகிறது. பசி தோன்றியவுடன் மனிதன் அதற்கு ஏற்ப, உணவு உண்டு, 'பசி' தீர்த்துக்கொள்கிறான். உடலுக்குத் தேவைப்பட்ட உணவு இரைப்பை, மற்றும் குடலுக்குள் செலுத்தப்பட்டு, சில மணி நேரங்களில் செரிமானம் முழுமையடைகிறது.

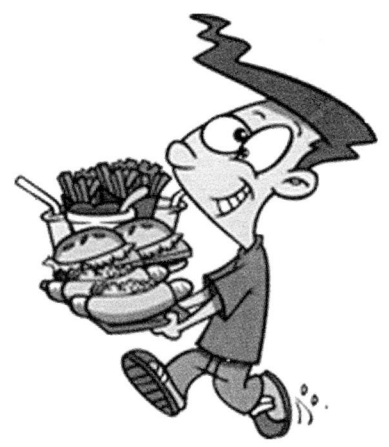

பசி எடுக்கும்பொழுது, மேல் வயிற்றில் ஒருவித எரிச்சல், சங்கடம் அல்லது வலி ஏற்படலாம். பசி ஏற்படுவதன் மூலம், உடலுக்கு உணவின் தேவை பற்றி சமிக்ஞைகள் அனுப்பப்படுகின்றன. இவ்விதம் பசி, அதன் தேவை, பின்னர் உணவு தேடிச் செல்லுதல், உணவு அருந்துதல் போன்ற செயல்திறன்கள் உடலினுள் அமைந்துள்ளன. பிறந்த குழந்தையும் பசி ஏற்பட்டவுடன், அழுது அன்னையின் அரவணைப்பில் பால் அருந்தும்போது, அழுகையை நிறுத்துவதைக் காண்கிறோம்.

பாவ்லாவ் (Pavlov) என்னும் ரஷ்ய விஞ்ஞானி செய்த பரிசோதனைகள் காரணமாக இன்று, பசி ஏற்படும் விதம், மற்றும் அதனைத் தூண்டிவிட, கடிகாரங்கள் போல் பல வெளிச்சக்திகள் இருப்பது தொடர்பாக நாம் பல விஷயங்களை அறிந்திருக்கிறோம். இந்த ரஷ்ய விஞ்ஞானி, ஒரு நாய் இரைப்பையில் ஒரு குழாயைச் செருகி

வைத்து, பின்னர் உணவு உண்ணும்பொழுது, இரைப்பை எப்படி உணவிற்குத் தயார் செய்துகொள்கிறது? என்பதை ஆராய்ச்சி செய்தார். சில நாட்களில், உணவைக் கண்டவுடன் இரைப்பை நீர் பெருக ஆரம்பித்து, பின்னர் உணவு கொண்டு வருவதற்கு முன் மணி அடித்த உடன், அதே இரைப்பை நீர்ப் பெருக்கம் இருப்பது பற்றி அவர் குறிப்பிட்டார் (படம் 11.1).

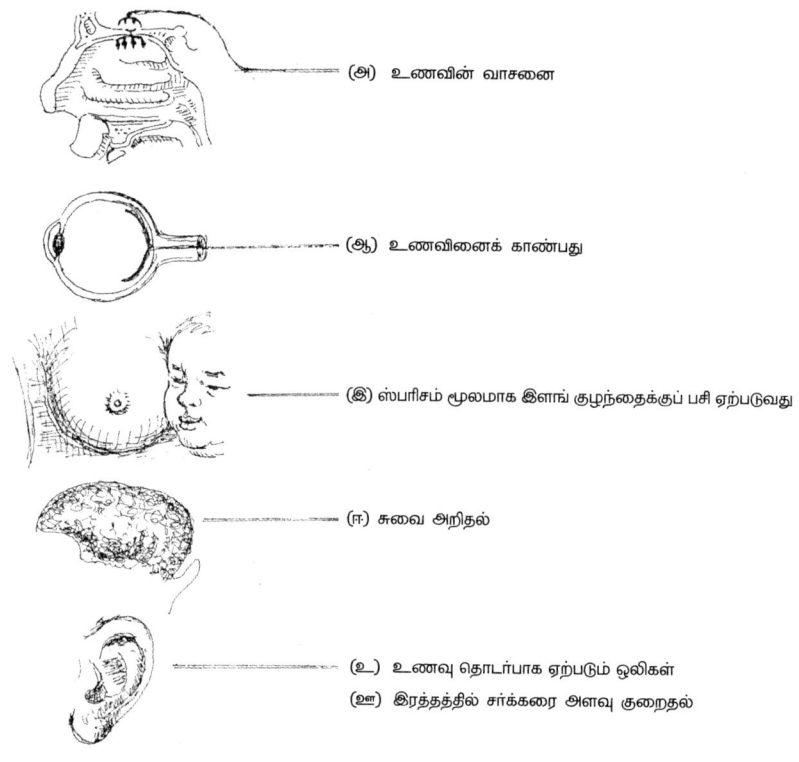

(அ) உணவின் வாசனை

(ஆ) உணவினைக் காண்பது

(இ) ஸ்பரிசம் மூலமாக இளங் குழந்தைக்குப் பசி ஏற்படுவது

(ஈ) சுவை அறிதல்

(உ) உணவு தொடர்பாக ஏற்படும் ஒலிகள்
(ஊ) இரத்தத்தில் சர்க்கரை அளவு குறைதல்

படம் 11.1: பசி தூண்டப்படுவதற்கான சில காரணங்கள்

பசி, இவ்விதம் வெளித்தூண்டுதல் காரணமாக உருவாகக்கூடும் என்றும், இரைப்பை நீர் சுரப்பித்தல் உணவைக் காண்பதற்கு முன்பே ஏற்படக்கூடும் என்றும் எடுத்துக் காட்டினார் இந்த விஞ்ஞானி.

சமையலறையில் சமைக்கப்பட்ட உணவின் நறுமணம் பசியைத் தூண்டிவிடுவதை அனைவரும் அறிந்துள்ளோம். தவிர, உணவைக் கண்ணால் கண்டவுடன் பசி எடுப்பதும், உணவைத் தயார் செய்தபின் உணவு விடுதியில் அடிக்கும் மணியின் ஓசை காரணமாகப்

பசியெடுப்பதும் தெரிந்த உண்மைகளே. கைக்குழந்தைக்குத் தாயின் மார்பக ஸ்பரிசம் பசியைத் தூண்டிவிடும். உடனே அந்தச் சிசுவும் பால் அருந்துவதை யாவரும் அறிவர்.

உண்ணும் உணவைச் சுவைப்பது மற்றும் உணவு பற்றிய எதிர்பார்ப்பு முதலியவை பசியைத் தூண்டிவிடுகின்றன.

மூளையில் ஹைபோதாலமஸ் (Hypothalamus) என்னும் மையத்தில் பசி தூண்டும் விசைகள் இருக்கின்றன. இம் மையத்திற்கு மிக அருகில், உணவு உண்ட பிறகு ஏற்படும் திருப்தி விசை (Satiation centre) மற்றொரு மையத்தில் உள்ளது. இவ்விரண்டு மையங்களும் பசி ஏற்படுத்தவும், அதனை அடக்கவும் உதவுகின்றன. பசி உடலுக்கு மிக முக்கியம். பசி ஏற்பட்டால்தான் மனிதன் உணவு உண்கிறான். நோய்கள் காரணமாகப் பசி அதிகமாகவோ குறைவாகவோ ஆகக்கூடும்.

அகோரப்பசி காரணமாக அதிக உணவு உண்பதற்குச் சர்க்கரை நோய் எனப்படும் நீரிழிவு நோய் (Diabetes Mellitus) ஒரு முக்கிய காரணம் ஆகும். இது தவிர, தைராய்டு சுரப்பி, அதிகமாக வேலை செய்வதன் காரணமாகப் பசி அதிகமாகக்கூடும். இவ்விரு நிலை களிலும், உணவு அதிகமாக உண்பது காரணமாக எடை ஏறாது, மாறாக, குறையக்கூடும். மனக்கவலை, குடும்பக் கவலைகள் காரணமாக அதிக உணவு உண்பவரும் உண்டு. இவர்களின் எடை கூடியே இருக்கும். கணையத்தில் தீவு அணுக்கள் (Islet cells) இன்சுலினைச் சுரக்கின்றன. இந்த அணுக்களில் கட்டி (tumour) ஏற்படக்கூடும். இந்தக் கட்டி காரணமாக, உடலில் இரத்தத்தில் உள்ள சர்க்கரை அளவு குறைவதால் பசி அதிகமாகக் கூடும்.

காய்ச்சல், புற்றுநோய், குடலில் புழுக்கள் இருத்தல், மிதமிஞ்சிப் புகை பிடித்தல், மதுபானப் பழக்கங்கள் ஆகியவை காரணமாகப் பசி குறையக்கூடும். தவிர, மனக்கவலை பசியின்மைக்குக் காரணமாக இருக்கக்கூடும். தைராய்டு மற்றும் அட்ரினல் சுரப்பிகளின் செயல்திறன் குறைவு மற்றும் கதிர் வீச்சுக்கு உட்படுதல் முதலியவற்றாலும் பசியின்மை இருக்கக்கூடும்.

வழக்கத்திற்கு மாறுபட்ட வழியில் அசாதாரணமான பொருள் களுக்கு ஒரு சுவை ஏற்படலாம். மசக்கை, பிள்ளையுண்டாகியிருப் போருக்கு வரலாம் என்பது அனைவரும் அறிந்ததே. குழந்தைகள் சுவரின் சுண்ணாம்பினைச் சுரண்டி சாப்பிடுவதைக் காண்கிறோம். உடலில் உள்ள கால்சியம் அளவு குறைவாக இருப்பதுதான் இதற்குக் காரணம்.

4. இரைப்பை, உணவுக்குழாய் எதிர்க்களிப்பு நோய் (GERD)

நெஞ்செரிவு, இரவில் வாய்வரை எதிர்க்களிப்பு, புளி, கார உணவுகளை உண்டால் தாங்கமுடியாத நெஞ்செரிச்சலுடன்கூடிய வலி, இரவில் தூக்கமின்மை இதுவே எதிர்க்களிப்பு நோயாக இருக்கும். வயிற்றில் ஆரம்பப் பகுதியில் இயற்கையாகவே அடைப்பான் போன்ற இயக்க அமைப்புகள் உள்ளன. இந்த அமைப்பு, வயிற்றிலுள்ள உணவுப் பொருட்கள் உணவுக் குழாய்க்கு மேல்நோக்கி வராமல் தடுப்பதற்கே

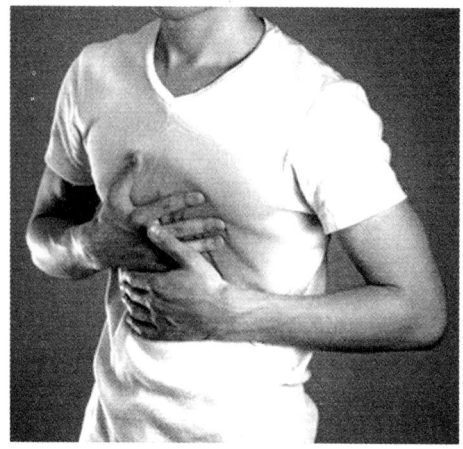

ஆகும். மூளையின் நேரடி கண்காணிப்பில் உள்ளதால் உணவு, உணவுக்குழாயிலிருந்து இரைப்பைக்குச் செல்லும்போது இந்த அடைப்பான் Sphincter திறந்து வழிவிடுகிறது. ஆனால், உடனே அது மூடிக்கொள்ளும். இதனால்தான் சாதாரண படுத்த நிலையில் உட்கொண்டால்கூட உணவு மேலே வருவதில்லை.

எதிர்க்களிப்பு ஏற்பட்டால் உணவுக்குழாயில் என்ன பாதிப்பு ஏற்படுகிறது?

இரைப்பையில் உள்ள கூழாக்கப்பட்ட செரித்த உணவு எதிர்க்களித்து, உணவுக்குழாய்க்குள் நுழைந்து, அதன் சளிப்படலத் தைப் பாதித்து அழற்சியை ஏற்படுத்துகிறது. பொதுவாக, இரைப்பைச் சளிப்படலக் காயங்களுக்கு ஹைட்ரஜன் அயனியே முக்கிய காரணி யாகிறது. எனினும் பெப்சின் மற்றும் முன் சிறுகுடலிலிருந்து வரும்

உணவுக்குழாய் எதிர்க்களிப்பு தவிர்க்க சில உத்திகள்

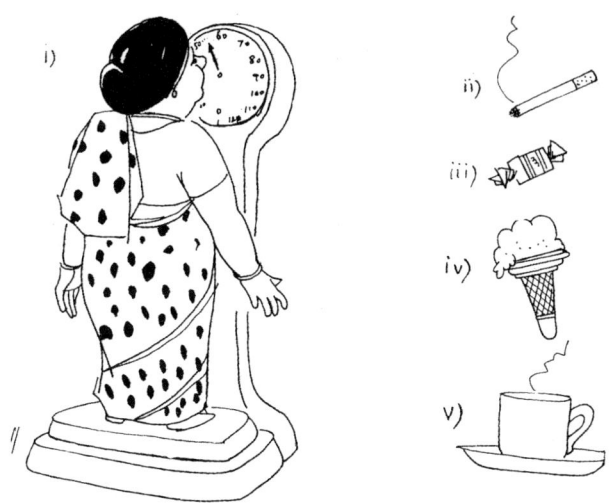

தவிர்க்க வேண்டியவை

i) அதிகப் பருமன் ii) புகையிலை, புகைப்பது
iii) சாக்லேட் iv) குளிர்பானங்கள், ஐஸ்கிரீம்
v) காபி

பித்த உப்புக்களும்கூட காயங்களை ஏற்படுத்தலாம். இரைப்பை அறுவைசிகிச்சைக்குப் பின்னர் அமிலச் சுரப்பு இல்லாதவர்களுக்கு கணைய நொதிகளாலும் பித்த உப்புகளாலும் பாதிப்பு ஏற்படுகிறது.

நோய் உண்டாகக் காரணம்

உணவுக்குழாயின் இறுதிப் பகுதியில் உள்ள தனித்தன்மை வாய்ந்த மென்தசைகளாலான வட்ட சுருக்குத் தசைகள், இயங்கிச் சுருங்கி இரைப்பை உணவுக்கூழை மீண்டும் உணவுக் குழாய்க்குள் நுழையாதவாறு பார்த்துக்கொள்கிறது. இந்த வட்டச் சுருக்குத்தசை இயல்பு நிலையில் இயங்கிச் சுருங்கிக் காணப்படுவதால், இரைப்பைத் திரவ எதிர்க்களிப்பு தடுக்கப்படுகிறது. இயல்பானவர்க்கு இந்த வட்டச் சுருக்குத்தசை, உணவினை விழுங்கும்போது மட்டும் தளர்ந்து விரிந்துகொடுக்கிறது. மற்றபடி, இது இயல்பாகத் தானாக எப்போதாவது விரிந்து தளர்வதுண்டு. எனவே, அனைவருக்குமே இயல்பாக லேசாக இரைப்பைத் திரவ எதிர்க்களிப்பு ஏற்படுவதுண்டு. இவ்வாறுதான் இரைப்பை, உணவுக் குழாய் எதிர்க்களிப்பு நோய் உள்ளவர்களுக்குத் தானாக விரிந்து தளர்வது அடிக்கடி ஏற்படுகிறது.

நோய் உண்டாகக் காரணம்

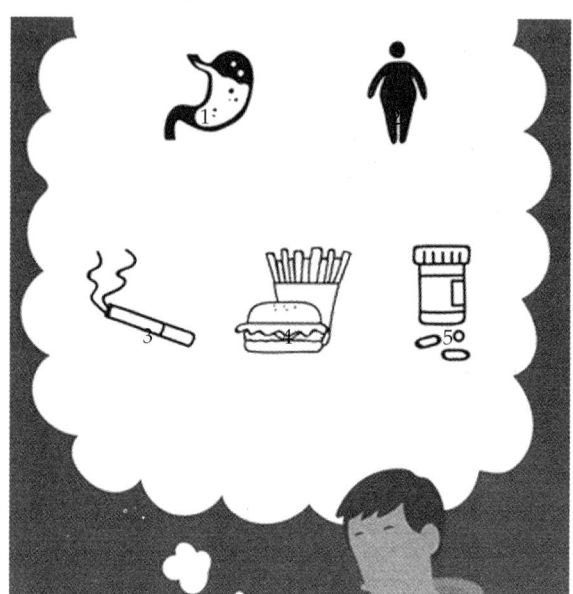

1) சுரி தசை (ஸ்பிங்டர்) சரியாக இயங்காமை
2) உடன் பருமன்
3) புகை
4) எண்ணெய், மசாலா உணவுகள்
5) வயிற்றுப் புண்ணை உண்டாக்கும் மருந்துகள்

இந்த வட்டச் சுருக்குத்தசை உதரவிதானத்திற்குக் கீழே காணப் படுகிறது. எனவே, இத்தசைகளில் ஏற்படும் அழுத்தம், உள் வயிற்றுக்குழி அழுத்தத்தால் ஊக்கப்படுத்தப்படுகிறது. உணவுக்குழாய் நேராக இன்றி, சரிந்து இரைப்பைக்குள் நுழைவதால் இரைப்பை விரிவடைந்த போதும் இரைப்பை உணவுக்கூழ், உணவுக்குழாயை அடையாதவாறு தடுக்கிறது.

உணவுக்குழாயின் கீழ் வட்டச் சுருக்குத் தசைகள் இருக்குமிடம் உதரவிதானத்திற்கு மேல் வரும்போது, மேலே கூறிய தடுப்பு நடவடிக் கைகள் பாதிக்கப்பட்டுவிடுகின்றன. இவ்வாறாக உணவுக்குழாயை அடையும் உணவுக்கூழில் உள்ள அமிலம், உணவுக்குழாயை அடைந்ததும் உடனடியாக மீண்டும் இரைப்பைக்கு உணவுக்குழாய் அலையியக்கத் தினாலும், உமிழ்நீராலும் நிமிர்ந்து உட்காருவதாலும் சரி செய்யப் படுகிறது. படுத்திருக்கும் நிலையில் இதனைச் சரிசெய்ய இயலாது.

ஏனெனில், உணவுக்குழாய் சளிப்படலம் பாதிக்கப்பட்டு அழற்சி ஏற்படுகிறது.

இரைப்பை உணவுக்குழாய் எதிர்க்களிப்பைத் தூண்டும் காரணிகள்

உதரவிதான இரைப்பைப் பிதுக்கம், உணவுக்குழாயின் கீழ்ப்பகுதியில் அறுவைசிகிச்சைகள், நீண்ட நாட்கள் மூக்கு - இரைப்பைக்குழாய் சொருகியிருத்தல் (ரயில்ஸ் டியூப்), நீரிழிவு, காபி அருந்துதல், கொழுப்பு உணவுகள், புகைபிடித்தல், மதுஅருந்துதல், கர்ப்பம், வயிற்று நீர்த்தேக்கம் (மஹோதரம்), இடுப்பு, வயிறு பெல்ட்டுகள், குனிந்து எடைதூக்கி வேலை செய்தல், இரைப்பை அடைப்பு (Gastric outlet obstruction), கோலினர்ஜிக் மருந்துகள் (வயிற்று வலிக்கான மருந்துகள்), அதிகமாக உணவு அருந்துதல்.

உணவுக்குழாய் அழற்சி நோயுள்ளவர்கள் அனைவருக்கும் உதரவிதான இரைப்பைப் பிதுக்கம் காணப்படுகிறது.

எதிர்க்களிப்பைப் பொறுத்து அறிகுறிகள்

எதிர்க்களிப்பு ஏற்படும் தன்மைக்கும் அறிகுறிகளின் அளவிற்கும் ஒருமித்த தன்மையில்லை, சில சமயம் குறைந்த எதிர்க்களிப்பு உள்ளவர்களுக்குக்கூட அறிகுறிகள் மிகுதியாகவும், மாறாக அதிக எதிர்க்களிப்பு உள்ளவர்களுக்குக் குறைந்த அளவு உணவுக்குழாய் அழற்சியும் காணப்படுகிறது.

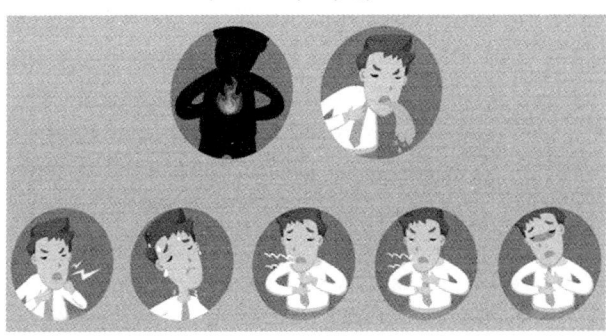

எதிர்க்களிப்பு - அறிகுறிகள்

1) நெஞ்செரிச்சல்

2) புளிப்பான நீர் எதிர்க்களிப்பு

3) தொடர் இருமல்

4) தொண்டை எரிச்சல், வலி

5) மூச்சுவிட கஷ்டம்

6) மூச்சுவிட நாற்றம்

7) நெஞ்சு வலி

நோயாளிக்கு உணவுக்குழாயில் புண் ஏற்பட இரத்தச்சோகை நோய் ஏற்படுகிறது. முக்கியமாக, நெஞ்சில் எரிவது போன்ற அறிகுறியே ஏற்படுகிறது. குறிப்பாக, உணவு உண்டபின்னரும் குனிந்து நிமிரும் போதும், பளு தூக்கும்போதும் இவ்வெரிச்சல் அதிகமாகும்.

மேலும், இரவில் படுத்தவுடன் எரிச்சல் அதிகமாவதுடன் தூக்கத்தையும் பாதிக்கும். அமில உணவுகள் ஆரஞ்சுப்பழச்சாறு, தக்காளிப்பழச்சாறு, மது போன்றவற்றால் எரிச்சல் அதிகரிக்கும். சில வேளைகளில் விழுங்கும்போது வலி ஏற்படும். இவ்வறிகுறி அமில எதிர்ப்பு மருந்துகளால் எளிதில் குணமாகும். உணவுக்குழாய் அழற்சி நெஞ்சு வலியையும் ஏற்படுத்தலாம். சில வேளைகளில் இது இதயவலி போல் தோன்றுவதால் இந்நோயைப் பிரித்தறிவது கடினமாகிறது. இந்நிலையில் நோயாளி இதய மருத்துவரை நாடுவர்.

படுத்த பிறகும், குனியும்போதும் இரைப்பைக்கூழ் எதிர்க்களிப்பாக வாய்வரை வரக்கூடும். இது, சுவாசக்குழாய்க்குள் செல்ல நிமோனியா (Aspiration pneumonia) ஏற்படுவதுண்டு. ஆஸ்துமா போன்ற அறிகுறி களையும், சிலருக்குச் சுவாசக்குழாய் அழற்சியினையும் ஏற்படுத்தும். இவ்வறிகுறிகளின்போது காது, மூக்கு, தொண்டை மருத்துவரையோ, நுரையீரலுக்கான நெஞ்சக நோய் மருத்துவரையோ நாடுவர். தொண்டைக்குள் ஏதோ கட்டி அடைத்துக்கொண்டிருப்பதைப் போன்ற உணர்வினைச் சிலருக்கு ஏற்படுத்தும். நாட்பட்ட நிலையில் புற்றுநோயாகக்கூட மாறலாம் மற்றும் உணவுக்குழாய் அழற்சி காரணமாக உணவுக்குழாய் இயக்க மாறுபாடுகள் தோன்றி, திட உணவுப் பொருளை மட்டும் விழுங்க இயலாது போய்விடும்.

எதிர்க்களிப்பு எதிர் விளைவுகளைத் தெரிந்துகொள்வது எப்படி?

இரைப்பை உள்நோக்கிப் பரிசோதனையும், திசுப்பரிசோதனையும் அவசியம். உள்நோக்கிப் பார்வையில் சளிப்படலம் சிவந்து, வெடித்து, புண்களாகவோ, இரத்தக் கசிவுடனோ தோற்றமளிக்கலாம்.

எக்ஸ்ரே வழக்கமாக எடுக்கப்படும் பேரியம் படங்களைக் காட்டிலும் இது சற்று வேறுபாடுகளைக் கொண்டதாகும். பேரியம் மாவை நோயாளிக்குக் கொடுத்தவுடன் வலப்புறமாகச் சாய்ந்து படுக்க வைத்து 20^0 க்கு கால்களை மேலேதூக்கி வைக்க வேண்டும். இந்நோய் உள்ளவர்களுக்குப் பேரியம் இரைப்பையிலிருந்து உணவுக் குழாய்க்குப் பின்நோக்கி வந்திருப்பதைக் காணலாம். பேரியம் மேல்நோக்கி வராதபொழுதும், அறிகுறியற்ற பொழுதும் மருத்துவம் தேவையில்லை.

உள்நோக்கி மூலம் உணவுக்குழாயில் சிவந்த புண்கள் ஏற்பட்டிருப் பதைக் காணலாம். அல்லது இரைப்பையிலிருந்து அமிலம் உணவுக் குழாய்க்குள் கொப்பளிப்பதைக் காணலாம்.

எதிர்க்களிப்பிலிருந்து தற்காத்துக்கொள்வது எப்படி?

மருத்துவசிகிச்சை அல்லது அறுவைசிகிச்சை தேவைப்படும். முக்கியமாக, இந்நோயாளிகள் எடையைக் குறைத்துக்கொள்வது மிக அவசியமாகும். தலையணையை உயரமாக வைத்துக்கொண்டு சற்றுசாய்வாக, கட்டிலின் தலைப் பகுதியைச் சற்றே உயர்த்தி (15 செ.மீ.) வைத்து உறங்க வேண்டும். ஒழுங்கற்ற முறையில் உறங்குவதும் எதிர்க்களித்தல் ஏற்பட முக்கிய காரணம். எப்போதுமே படுக்கையில் இடதுபுறம் திரும்பிப் படுப்பதுதான் சிறந்தது. வயிறு முட்ட உணவு அருந்தாது சம விழுக்காடு அளவு உணவு உண்பது சிறந்தது. கடினமான வேலைகளை நோயாளிகள் தவிர்க்க வேண்டும். கனமான பொருட் களைத் தூக்கக்கூடாது. அதிகமாகக் குனியவும் கூடாது. உணவருந்திய பின் இடுப்பு பெல்ட்டை தளர்த்திவிடவும். குறைந்த அளவிலான ஆறிய உணவுப் பொருட்களை உட்கொள்ள வேண்டும். மேல்புற உணர்விழக்கச் செய்யும் மருந்துகளுடன் அமில எதிர்ப்பு மருந்தும் உதவக்கூடும்.

எதிர்க்களிப்பைச் சீர்செய்ய சில முறைகள்

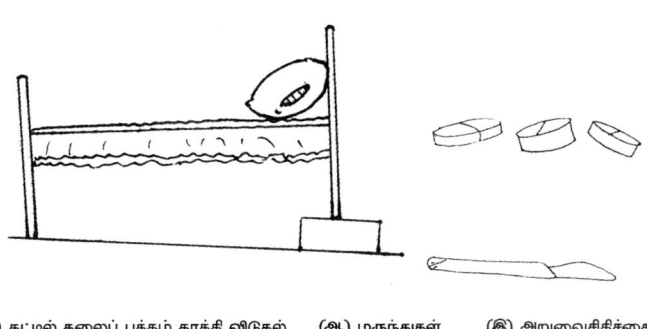

அ) கட்டில் தலைப் பக்கம் தூக்கி விடுதல் (ஆ) மருந்துகள் (இ) அறுவைசிகிச்சை

சாப்பிடும்போது மகிழ்ச்சியுடன் கவலையின்றி இருக்க வேண்டும் அதிக காரம், மசாலா, எண்ணெய்ப் பண்டங்கள் வேண்டாம். சாப்பிடுவதை மூன்று வேளைக்குப் பதில் கொஞ்சம் கொஞ்சமாக உண்ணுங்கள் அவசரமாக, பேசிக்கொண்டு உணவை விழுங்க வேண்டாம். தண்ணீரை உணவருந்தும்போது மிகையாகக் குடிக்க வேண்டாம். சாக்லேட், ஆரஞ்சு, தக்காளி போன்ற சிட்ரஸ் பழங்கள், ஐஸ்கிரீம், வினிகர், சிப்ஸ், புதினா குக்கீஸ், பேஸ்டரீஸ் போன்ற உணவுகளைத் தவிர்ப்பது நல்லது. புகை, மது, பான் மசாலா போன்றவை களை அறவே ஒதுக்குங்கள். ஏனெனில் இந்த உணவுகள் அமிலத்தை அதிகமாக எதிர்க்களிக்கச் செய்யும். நோயாளி அதிக எடை உள்ளவராக இருந்தால், உடல் பருமனைக் குறைத்தல் அவசியமாகும். மேலும்

இந்நோயாளர்கள் பளுதூக்கும் பயிற்சிகளைச் செய்யக் கூடாது. இடுப்பில் பெல்ட் இறுக்கமாக அணியக்கூடாது.

கார்பனேட்டட் குளிர்பானங்கள் அருந்துவதை நிறுத்த வேண்டும். காற்று அடைக்கப்பட்ட பானங்களில் இருக்கும் அமிலம் எதிர்க் களிக்கும்போது உணவுக்குழாயை அரித்துவிடும். எனவே, சோடா குளிர்பானங்கள் தேவைப்படும் நிலையில் மோர், இளநீர் புளிப்பற்ற பழச்சாறே சிறந்தது.

கஃபின் நிறைந்த பானங்களை அருந்த வேண்டாம். தேவைப்பட்டால் அளவுடன் இருக்கட்டும். ஏனெனில், காபியின் அளவு அதிகமாகும் போது எதிர்க்களித்தல் ஏற்படக்கூடும். இவற்றைத் தவிர, ஆஸ்துமா, இதயநோய்கள், ஆஸ்டியோ போரோசிஸ் போன்ற பிரச்சினைகளுக்காக மாத்திரை சாப்பிடுவதால் உணவுக்குழாயில் இருக்கும் வால்வின் செயல்திறன் குறைந்து எதிர்க்களித்தல் ஏற்படும்.

இரத்தச் சோகை இருப்பின் சரிசெய்துகொள்ளுதல் வேண்டும். சாப்பிட்டபின் 1½ மணிநேரம் கழித்துத் தூங்க வேண்டும். ஒருக்களித்து, இடதுபுறமாகத் தலையை 6 செ.மீ உயரமாக இருக்குமாறு படுக்கையை அமைத்துக்கொள்ளவும். குழந்தைகளுக்குக் கூழ்மமான உணவுப் பொருட்களாகக் கொடுத்து, நேராக உட்கார்ந்து பழக்க வேண்டும். குழந்தைகள் நடக்கத் துவங்கும்பொழுது, பெரும்பாலான அறிகுறிகள் இல்லாமல் போகும்.

வயது அதிகரிக்கும்போது, உணவுக்குழாயின் செயல்திறன் குறைந்து, எதிர்க்களித்தல் வரலாம். ஏனெனில், வயது அதிகரிக்கும் போது உணவுக்குழாய் வால்வுகளின் செயல்திறன் இயல்பாகவே குறையும். எதிர்க்களித்தல் காரணமாக, சைனசைட்டிஸ், தொண்டைத் கம்மல், குரல் பிசிறுதல் போன்ற பிரச்சனைகளும் ஏற்படும்.

மருந்துகள் எப்பொழுது உதவும்

அமில எதிர்ப்பு மருந்துகள், குறிப்பாக, திரவ வடிவ மருந்துகள் (Antacid) நல்ல பலனளிக்கும். அல்ஜினேட் உள்ள அமில எதிர்ப்பு மருந்துகள் சளிச்சவ்வுப் படலத்தின்மீது படர்ந்து, அதனைப் பாதுகாக்கிறது.

மாத்திரைகள் இரைப்பைப் புண்களுக்குக் கொடுக்கப்படும் அளவைவிட அதிக அளவில் கொடுக்கப்பட வேண்டும். ரானிடிடின் 300 மி.கி. ஒரு முறையோ அல்லது 12 மணிக்கொரு முறையோ கொடுத்து வரவேண்டும்.

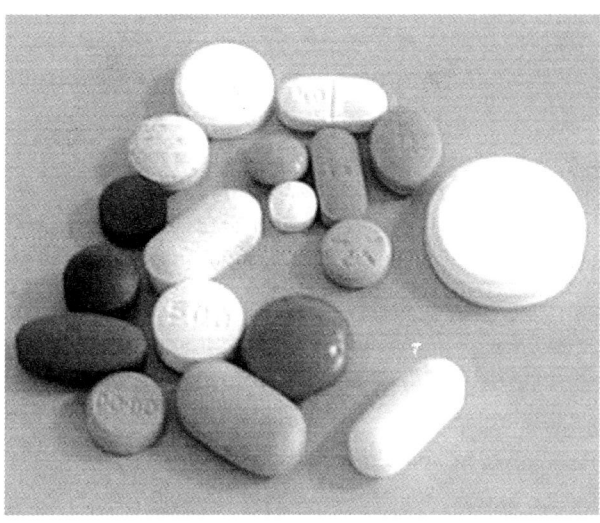

ஒமிப்ரசோல் மருந்து 20மி. அளவில் தினமும் மாலையில் கொடுத்துவர வேண்டும். இதுபோலவே லான்சோப்ரசோலும், பாண்டோப்ரசோலும் உதவும். நோய்க்குறிகள் குறைந்த பின்னரும் மீண்டும் நோய் ஏற்படாதிருக்க இம்மருந்தினைத் தொடர்ந்து கொடுத்து வர வேண்டும். மெட்டாகுளோபுரோபமைட், சிசாபிரைட் போன்றவையும் கீழ் உணவுக்குழாய் சுருக்குத் தசையின் சுருங்கும் திறனை அதிகரிப்பதுடன், இரைப்பைத் திரவவெளியேற்றத்தையும் அதிகரிக்கிறது. உணவுக்குழாய் தழும்புச் சுருக்கத்தை உள்நோக்கி மூலம் அடிக்கடி விரிவடையச் செய்யலாம். அறுவைசிகிச்சை மூலம் உணவுக்குழாயின் இறுதிப் பகுதியை மீண்டும் வயிற்றுக்குழிக்குள் கொண்டுவருவதன் மூலம் 85% நோயாளிகளுக்கு அறிகுறிகளைக் குறைக்க முடிகிறது.

நாட்பட்ட உணவுக்குழாய் அழற்சி இருப்பின், அடிக்கடி உள்நோக்கிப் பரிசோதனையும், திசுப்பரிசோதனையும் செய்யப்பட்டு, புற்றுநோய் மாற்றம் ஏற்படுகிறதா எனக் கண்காணிக்க வேண்டும். இது, ஆயிரத்துக்கு 2-3 நபர்களுக்கே ஏற்படுகிறது.

அறுவைசிகிச்சையில் எதிர்க்களிப்பைத் தடுக்க என்ன மருத்துவம்?

1. உணவுக்குழாய்க்கும் இரைப்பைக்கும் உள்ள இணைப்பை உதரவிதானத்திற்குக் கீழே பொருத்தி வைத்தல்.

2. உதரவிதானத்தில் உணவுக்குழாய்க்கான ஓட்டையைக் குறுக்குதல்.

3. மேல்நோக்கி வராமல் இரைப்பையைத் தடுப்பது.

இந்நோய்க்கான அறுவைசிகிச்சையை மார்பு வழியாகவோ அல்லது வயிறு மூலமாகவோ (உதரவிதானத்திற்கு), கீழாகவோ செய்யலாம்.

அறுவைசிகிச்சை முறையில் இரைப்பையின் மேல் பகுதியைச் சுற்றி சற்று வளைவாகத் தையலிட்டு, உணவுக் குழாய்க்கு இருபுறமும் இரைப்பையைச் சுற்றி தையலைச் சுருக்கி இறுக்கிவிட வேண்டும்.

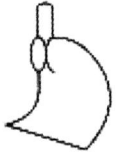

நிஸ்ஸான் அறுவை

துளை அறுவைசிகிச்சை முறையில் இரைப்பைக் கூரை தையலிடப்படுகிறது. பெருமளவில் பாதி அளவு இரைப்பையைச் சுற்றி தையலிடும் முறை, தற்பொழுது மேற்கொள்ளப்படுகிறது.

சாப்பிடும் முன், பின் நெஞ்சில் வலியா? அல்லது மூச்சுத் திணறலா? (Rolling Hiatus Hernia)

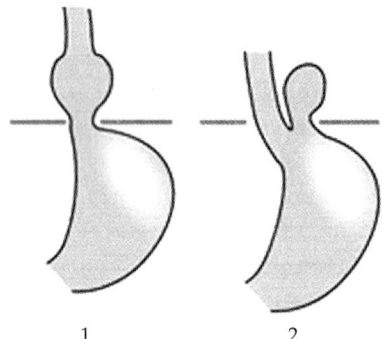

உருள் வகைப் பிதுக்கம்

இரைப்பையின் பெரு வளைவுப் பகுதி அல்லது இரைப்பை முழுவதுமாகக்கூட நெஞ்சுக் கூட்டுக்குள் இழுக்கப்படும். அது, இரைப்பை ஏற்றமாக இருக்கலாம். இது போன்றவற்றை ஆரம்ப காலத்திலேயே குணப்படுத்துதல் அவசரமும் அவசியமுமாகும்.

இரைப்பை உணவுக்குழாய் சேரும் பகுதி இயல்பான இடத்தில் உள்ளதால், எதிர்க்களிப்பு உணவுக்குழாய் அழற்சி ஏற்படாது. ஆனால், மேல்வயிற்றில் ஏதோ அடைத்திருப்பது போன்ற உணர்வும், சாப்பிடும் போதும் சாப்பிட்ட பின்னரும் வலியும் ஏற்படலாம். பிதுக்கம் பெரிதாகும்போது மூச்சுத்திணறல்கூட ஏற்படலாம். சிறிய பிதுக்கலுக்கு அறுவைசிகிச்சை தேவையில்லை. பெரிய பிதுக்கங்களுக்கு அறுவை சிகிச்சை அவசியம். அறுவைசிகிச்சை செய்ய இயலாதவர்களுக்கு குறைந்த அளவு உணவு கொடுத்து வரலாம்.

நோயின் அறிகுறிகள்

உணவுப் பொருட்கள் விழுங்குவதில் சிரமம் ஏற்படுதல். இதயத்தின் மேல் அழுத்தம் உள்ளதால் இதயக் கோளாறுகள். உதரவிதான நரம்புகளின் உறுத்தலினால் விக்கல், பெரும் ஏப்பம்.

பரிசோதனை

சாதாரண எக்ஸ்ரேயில் குமிழான காற்று நீர்க் கோட்டுடன் காணப்படும். பேரியம் உணவு எக்ஸ்ரே மூலம் சிறப்பாக நோயை அறிய முடியும். இரைப்பை உள்நோக்கிச் சோதனை அவ்வளவாகப் பயன்படாது.

இவ்விதமான நோயின் அறிகுறிகள் ஏராளமானவையாகும். இந்நோயை அறுவைசிகிச்சையின் மூலம் குணப்படுத்தலாம்.

5. ஏப்பம்
[சில பேர் ஆளையே ஏப்பம் விட்டுவிடுவார்கள் இது அதுவல்ல]

மனிதனுக்கு ஏற்படும் வயிற்றுக் கோளாறுகளில் வாயு உபத்திரவமும் ஒன்று.

தலையில் இருந்து கால் வரை ஏற்படும் நோய்களுக்கெல்லாம் காரணம் வாயுத் தொந்தரவுதான் என்று அங்கலாய்ப்பவர்களும் உண்டு. மூளைக்குள் வாயு புகுந்துவிட்டது என்றுகூட சிலர் கூறுவார்கள். இவையெல்லாம் கற்பனையே.

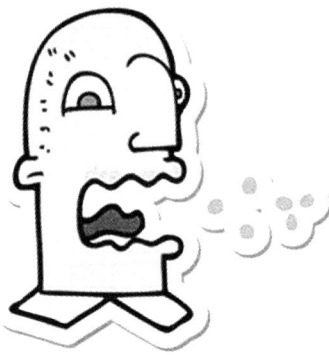

இரைப்பை மற்றும் குடலில் குறைந்த அளவே வாயு உள்ளது. வயிறு காலியாக இருக்கும்பொழுது சுமார் 100-150 சி, சி தான் இருக்கும்.

உணவு உண்ணும்போதும், நீர் அருந்தும்போதும் அதிகமான காற்று குடலின் உள்ளே செல்கிறது. இவ்வாறு உட்கொள்ளப்படும் காற்றுகூட, வயிற்றின் கொள்ளளவிற்கு அதிகமாகும்போது ஏப்பமாக வெளியேறுகிறது.

அடுத்து உட்கொண்ட உணவு வயிற்றினுள் புளிப்படைந்தாலும் ஏப்பம் உண்டாகும். இதைப் புளித்த ஏப்பம் என்று கூறுவார்கள். இது, வயிற்றின் அதிக அமிலச் சேர்க்கையால் உண்டாவதாகும்.

இதேபோல குடலில் புண் உள்ளவர்களுக்குச் செரிமானமின்மை ஏற்படும். இதன் காரணமாகவும் அடிக்கடி ஏப்பம் வெளிவரும்.

நுரை அதிகமாக உள்ள பானங்களான சோடா, பீர், கோலா மற்றும் புகைபிடித்தல் ஆகியவை காரணமாகவும் அடிக்கடி ஏப்பம் ஏற்படும். நேரம் தவறி உணவு உட்கொள்வதாலும் ஏப்பம் ஏற்படும். கவளம் கவளமாக உணவை விழுங்குவதாலும், உணவு உண்ணும்போது அடிக்கடி தண்ணீர் அருந்துவதாலும் ஏப்பம் உண்டாகும்.

இதேபோல் மூக்கினால் சுவாசிக்காமல் வாயினால் சுவாசிப்பவர்கள் அதிக காற்றை விழுங்குவார்கள். அதன் காரணமாகவும் ஏப்பம் வரும்.

ஆனால் எந்த நிலையிலும் காற்றை உட்கொள்வதும் அதை வெளியிடுவதும் நல்ல பழக்கம் இல்லை.

சிலர் வயிற்றில் வாயு அதிகமாக இருக்கிறது என்று மென் பானங்கள் மற்றும் சோடாவைக் குடிப்பார்கள். சோடா குடிப்பதால் வயிற்றில் வாயு அதிகமாகிறதே தவிர குறைவது இல்லை. வயிற்றில் காற்று இருப்பதை உணரும் சிலர், வெளிக்காற்றை விழுங்கினால் வயிற்றில் உள்ள காற்று எல்லாம் வெளிவந்துவிடும் என்ற நினைப்பில் காற்றை விழுங்குவார்கள். ஆனால், இதற்கு மாறாகக் காற்று உள்ளே தங்கிவிடுமே தவிர வெளியில் வராது.

சரியாகச் சமைக்காத உணவு, நார்ப்பொருள் அதிகம் உள்ள உணவு, மாவுச்சத்துள்ள உணவு, பருப்பு வகைகள், மீன், முட்டைக்கோசு, வெங்காயம், காலிபிளவர், முள்ளங்கி, வெள்ளரி, கிழங்கு வகைகள் ஆகியவை வயிற்றில் வாயுவை உண்டாக்கும். இதன் காரணமாக ஏப்பமும், மலம் கழிக்கும்போது வாயு பிரிதலும் இருக்கும்.

இந்த அறிகுறிகளை ஆப்பிள், திராட்சை, வாழை முதலிய பழ வகைகளும் உண்டாக்கும். சாதாரணமாகக் குடலில் காற்று உண்டாக்கும்போது நாற்றம் இருக்காது. ஆனால், இது வெளியேறும் போது நாற்றம் இருக்கும். இக்காற்றில் ஹைட்ரஜன், கரியமிலவாயு, மீத்தேன், பிராணவாயு போன்ற வாயுக்கள் இருக்கும். இந்த வாயுக்கள் கெட்ட நாற்றம் குறைந்த அளவே உள்ள அமோனியா, ஹைட்ரஜன் சல்பேட், குண்டால் மெர்கார்ப்டேன் போன்றவை கெட்ட நாற்றத்தை உண்டாக்குகின்றன.

நமது நாட்டில் ‘அமீபா’ ஒட்டுண்ணி மக்களிடையே அதிகமாகக் காணப்படுகிறது. இவ்வகை ஒட்டுண்ணிகள், வயிற்றில் காற்றையும் உப்புசத்தையும் உண்டாக்கவல்லன.

வயிற்றில் அதிகமாக அல்லது குறைவான அமிலம் இருந்தாலும் வாயு அதிகமாகும். மது அருந்துதல், புகைபிடித்தல், ஆஸ்பிரின் போன்ற வலிபோக்கி மருந்துகள் சாப்பிட்டாலும் வயிற்றில் வாயு உபத்திரவம் உண்டாகும்.

இவற்றைத் தவிர கணைய நோய்கள், குடற்புண், குடல்அழற்சி ஆகியவை காரணமாக ஏப்பமும், குடிக்கும் பால் ஒவ்வாமையாலும் வயிற்றுப்போக்கும் வாயுவும் உண்டாகும்.

மனநோய் உள்ளவர்கள் அடிக்கடி காற்றைக் குடிப்பார்கள். இவர்கள், மற்றவர்களுக்குக் கேட்கும் அளவுக்குச் சத்தமாக ஏப்பம் விடுவார்கள். இவர்களுக்கு மருந்து தேவையில்லை. மனநோய் மருத்துவரே தேவை.

'சூயிங்கம்' என்ற ஜவ்வு மிட்டாய் சுவைக்கும் பழக்கம் இன்றைய நாகரிக மக்களிடையே வெகுவாகப் பரவிவிட்டது. குறிப்பாக ஆங்கில பள்ளிக் கூடங்களுக்குச் செல்லும் பள்ளிப் பிள்ளைகள் இப்பழக்கத்திற்கு ஆளாகிவிடுகின்றனர். கிரிக்கெட் ஆடும் நபர்கள் மென்று கொண்டே ஆடுவதைத் தொலைக்காட்சியில் பார்ப்பவர்களுக்கும் இப்பழக்கம் ஒரு தொற்றுநோய்போல் ஒட்டிக்கொள்கிறது. இப்பழக்கம் காற்றைக் குடிக்கும் பழக்கமே. இதன் காரணமாகவும் ஏப்பம் வரும்.

இந்த வாயுத் தொந்தரவுகளுக்குத் தடுப்பு முறை என்ன?

உணவைக் கொஞ்சம் கொஞ்சமாக அதிக தடவை உண்ண வேண்டும். உணவு உட்கொள்ளும்போது நீர் அருந்தக் கூடாது, உண்டபின் அரை மணி நேரம் கழித்து நீர் அருந்துவது சிறந்தது, உடன் தண்ணீர் அருந்தினால் வயிறு பெருத்து, செரிமானக் கோளாறுகள் ஏற்படும். உணவைச் சரியான இடைவெளிகளில் உண்ண வேண்டும். நுரை வரக்கூடிய சோடா, பீர், மில்க்ஷேக் போன்ற பானங்களைத் தவிர்க்க வேண்டும்.

உணவில் தீட்டாத அரிசியும், முழுக்கோதுமை மாவும் சேர்த்துக் கொள்ள வேண்டும். உண்ணும்போது பேசாதீர்கள். வாயை மூடி உணவை நன்றாக மென்று உண்ணுங்கள். ஸ்ட்ரா (உறிஞ்சுகுழல்) மூலம் உறிஞ்சிக் குடிக்க வேண்டாம்.

அசைவ உணவு சாப்பிடுகிறவர்கள் எச்சரிக்கையாக இருக்க வேண்டும். இந்த உணவுகள் குடலில் அழுக நேரிட்டால், வேண்டாத காற்றை உண்டுபண்ணும். எனவேதான் அசைவச் சமையலுடன் இஞ்சி, பூண்டு, மிளகு முதலியவற்றை நமது தாய்மார்கள் சேர்க்கிறார்கள். இறைச்சியை நீராவியில் வேகவைத்து, மசாலாப் பொருள்கள்

குறைவாகச் சேர்க்க வேண்டும். பச்சைக் காய்கறிகள் சாப்பிடுவது நல்லதுதான் என்றாலும் அதிக அளவு உண்பது உடலுக்குத் தொந்தரவு கொடுக்கும். தினமும் நேரத்தோடு உணவு உண்ணவும். கோபத்தோடும் கவலையோடும் உண்ணாதீர்கள்.

உணவு அருந்தும்போது உடைகள் தளர்ந்து இருக்க வேண்டும். உணவு அருந்தியபின், காலார சிறிது நேரம் உலாவ வேண்டும். இது போலவே தான் பிறந்த குழந்தையைக்கூட பாலூட்டிய பிறகு தாய் தன் தோளில் போட்டுக்கொண்டு தட்டிக்கொடுத்து, பாலுடன் விழுங்கிய காற்றை வெளியேற்றியவுடன்தான் படுக்கையில் கிடத்த வேண்டும். இல்லையேல், படுக்கையில் போட்டவுடன் ஏப்பத்துடன் பாலும் வாந்தியாக வெளிவரும் என்பது கண்கூடு.

6. அக்கலேசியா (Achalasia) - உணவு விழுங்கச் சிரமம் நாளுக்கு நாள் அதிகரிக்கிறதா? நாற்றமுடன் வாந்தியா? கவனம் தேவை

நோய் நாடல்

உணவுக்குழாயில் ஏற்படும் இந்நோய்க்கு இதுதான் காரணம் என்று எதையும் அறுதியிட்டுக் கூற முடியவில்லை. உணவுக்குழாயும் இரைப்பையும் இணையும் இடத்திலுள்ள கார்டியா சுரிதசை விரியாமல்

அக்கலேசியா

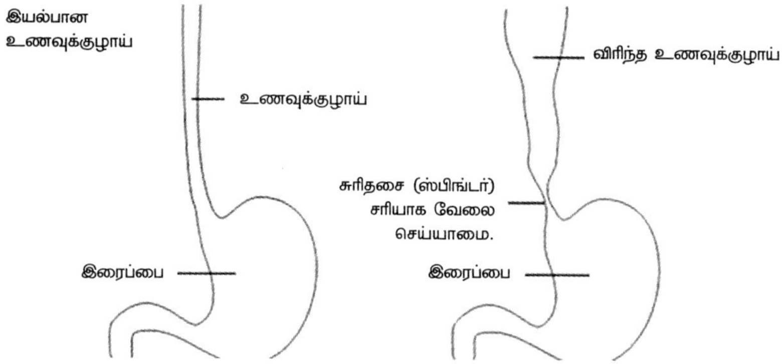

இயல்பான உணவுக்குழாய் —
உணவுக்குழாய் —
சுரிதசை (ஸ்பிங்டர்) சரியாக வேலை செய்யாமை.
இரைப்பை —
விரிந்த உணவுக்குழாய் —
இரைப்பை —

இறுக்கிக்கொள்கிறது. அதன் விளைவாக உணவுக்குழாயில் செயல்பட முடியாத அடைப்பு ஏற்படுகிறது. மேலும், உணவுக்குழாய் முழுவதும் இயல்பாக ஏற்படும் அலையியக்கங்கள் எழாது. ஆகவே, உண்ணும் உணவு இரைப்பையைச் சென்றடைய முடியாத நிலை ஏற்படுகிறது.

வைட்டமின் பி1 குறைவு, மன உளைச்சல், மனநிலை பாதிப்பு ஆகியவையும் இந்நோய்க்குக் காரணங்களாகக் கருதப்படுகின்றன.

உணவுக்குழாய் மேற்புறம் விரிந்தும், கீழ்ப்புறம் குறுகியும், காணப் படும். இங்கு நரம்புகள் காணப்பட்ட போதிலும் உருக்குறைவோடு காணப்படுகிறது. எனவே, உணவுக்குழாய்க்குள் தேங்கிய பொருட்கள் முடை நாற்றமெடுத்து, பக்கப்பை அல்லது புற்றுநோய்க்கு வழிவகுக்கிறது.

அறிகுறிகள்

வழக்கமாக, 20-40 வயதுள்ள பெண்களுக்கு இந்நோய் ஏற்பட்ட போதிலும், வாலிப வயதில் எந்தப் பாலினருக்கும் இது ஏற்பட வாய்ப்பு உண்டு. உணவு விழுங்கச் சிரமம் படிப்படியாக அதிகரித்துக் கொண்டே போவது இதற்கு முக்கிய அறிகுறியாகும். ஆரம்பத்தில் விழுங்குவதில் விட்டு விட்டு ஏற்படும் சிரமம் பின்னர் நிரந்தரமாக ஏற்படும். முதலில் திடப்பொருள்களை விழுங்க இயலாதுபோய், பின்னர் திட திரவப் பொருட்கள் இரண்டையுமே விழுங்க இயலாது போகும். நடு மார்பு எலும்பின் பின்புறம் வலி ஏற்படும். நோயாளிக்கு எப்போதும் வயிறு நிரம்பிய உணர்வும் நெஞ்சில் கரகரவென காற்றும் திரவமும் கலக்கும் சத்தமும் கேட்கலாம். ஆரம்பத்தில் தெளிவற்ற அறிகுறிகள் இன்றித் தோன்றும் இந்நோய்க்குப் பெரும்பாலும் நோய் கண்ட பல ஆண்டுகள் கழித்தே நோயாளி சிகிச்சையை நாடுவார்.

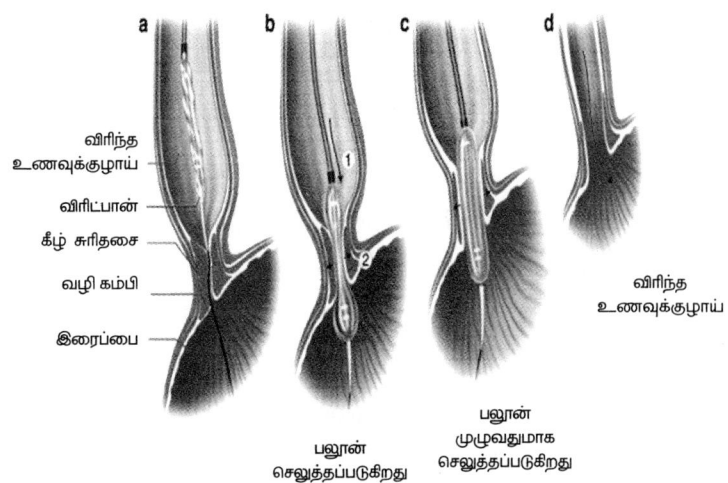

விரிப்பான் மருத்துவம்

உண்ட உணவு உட்செல்லாமல் எதிர்க்களிப்பதையே நோயாளி வாந்தி எடுத்ததாகக் கூறுவார். நாட்பட்ட நோயாளிகளுக்கு நொதித்த வாடையும் சளியும் வெளிப்படும். நடு நெஞ்சுக்குப் பின்புறம் சிரமம் ஏற்படும். நாற்றமுடன் ஏப்பம் வெளிவரும். தேங்கியுள்ள உணவு புரையேறி நுரையீரலுக்குச் சென்று நிமோனியா காய்ச்சலை ஏற்படுத்தும். சிலருக்குத் தேங்கிய உணவுப் பொருட்களால் ஏற்படும் நச்சினால் மூட்டுவலி தோன்றும். உணவுக்குழாய் அடைப்பின் காரணமாகத் தேவையான ஊட்டம் பெற முடியாமல் நோயாளிகள்

நோஞ்சானாக இருப்பார்கள். எனவே, தொடர்ந்து நோய்வாய்ப்பட்டு, செயலிழந்து, அன்றாட வேலைகளில் ஈடுபட முடியாமல் அவதிப்படுவர்.

பரிசோதனை

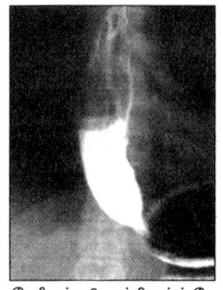

பேரியம் விழுங்கி எக்ஸ்ரே எடுக்கப்பட்ட அக்கலேசியா உணவுக்குழாய்

பேரியம் விழுங்கி எடுக்கும் படத்தில் உணவுக் குழாய் இறுதிப் பாகம் பென்சில் நுனிபோல் அல்லது குறுகிய குருவி மூக்குபோல் தோற்றமளிக்கும். விரிந்து, பருத்த பெருங்குடல் போன்ற தோற்றத் துடன் இதற்கு மேற்புறம் காணப்படும்.

உணவுக்குழாய் அழுத்தத்தை அளக்கும்போது அதன் கீழ்ப்புறம் மிகை அழுத்தமாகக் காணப்படும். இதுவே நோயைத் தீர்மானிக்கச் சிறந்த முடிவாகும்.

உள்நோக்கியின் சோதனை மூலம் நீர் தளும்பு வதைக் காண முடியும்.

உணவுக்குழாய்க்குள் நீர் நுழைந்துவிட்ட உணர்வே தோன்றும். உணவுக்குழாய் கீழ்புறம் சுருங்கி, இடம் மாறி இருக்கும்.

மருத்துவம்: மருந்தா? அறுவைசிகிச்சையா?

குறுகிய கால மருத்துவத்திற்கு அல்லது அறுவைசிகிச்சை செய்ய இயலாதவர்களுக்கு நிப்பிடிப்பின் மருந்தை நாக்கின் அடிப்பகுதியில் வைத்துக்கொள்வது சிறப்பாக அமையும். இதுபோலவே ஐசோ சார்பைட்டை நைட்ரேட் மாத்திரையும் உதவும்.

2. **விரிப்பான் மருத்துவம்** (Forceful Dilatation)

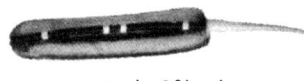

பலூன் விரிப்பான்

அறுவையற்ற முறையில், நீகஸ் விரிப் பானைக் கொண்டு விரித்து விட வேண்டும். சில நாடுகளில் முதல்முறை மருத்துவமாக இது அங்கீகரிக்கப்பட்டுள்ளது. இம்முயற்சி வெற்றிபெறாதபொழுது, அறுவைசிகிச்சை மேற்கொள்ளப்படுகிறது. தற்பொழுது 30-40மி.மீ. பலூன்கள் பயன்படுத்தப்படுன்றன.

மருத்துவம்

துளை அறுவைசிகிச்சையில் எளிதாகக் காணமுடியும் இந்த அறுவைசிகிச்சை முறை மூலம் சுருக்கிக்கொண்டிருக்கும் சில தசை நார்த்திசுக்களை வெட்டி, உணவுக்குழாயை விரிவடையச் செய்ய முடியும். வயிறுவழியாக இந்த அறுவைசிகிச்சையை மேற்கொள்ளலாம். வயிறு வழியாக அறுவைசிகிச்சை மேற்கொள்ளும்போது, உணவுக் குழாயைச் சுற்றி இரைப்பை, (Fundoplication) தையலிடப்படுகிறது.

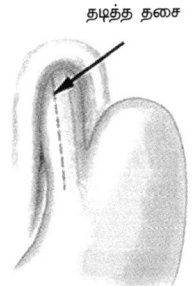 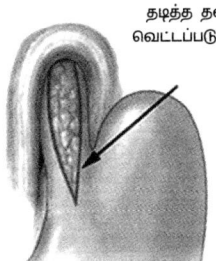 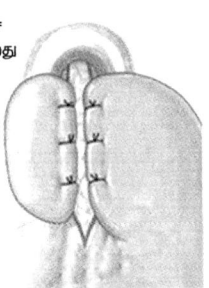

தடித்த தசை

தடித்த தசை வெட்டப்படுகிறது

வெட்டப்பட்ட தசைக்கு மேல் இரைப்பை சுற்றி போர்த்தி தைக்கப்படுகிறது

அறுவைசிகிச்சை செய்த பிறகு 2 நாட்கள் வாயின் வழியாக உணவேதும் கொடுக்கக் கூடாது. அடுத்த மூன்று நாட்களுக்கு நீர் உணவுகளும் அதற்கடுத்த ஒரு வாரம் நசுக்கப்பட்ட உணவும் கொடுக்க வேண்டும்.

அமிலம் குடித்தால் என்ன நடைபெறும்?

தவறாக அல்லது தற்கொலைக்கு அமிலம் அருந்தும் போது உணவுக்குழாயில் சுருக்கமும், தினமும் நெஞ்சில் வலி, சாப்பிட முடியாமை போன்றவற்றால் மிகுந்த களைப்புடன் காணப்படுவர்.

மேலை நாடுகளைவிட ஆசிய, ஆப்பிரிக்க நாடுகளில் - குறிப்பாக இரப்பர், சோப் தொழிற்சாலைகள் மற்றும் நகை செய்யும் இடங்களில் - திசு அழிவுத் திரவம் தற்கொலை முயற்சியாக அல்லது தவறுதலாக உட்கொள்ளப்படுகிறது.

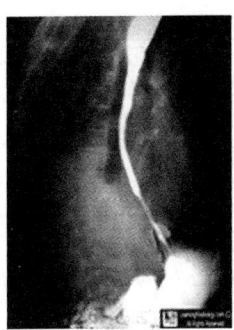

எக்ஸ் கதிர் படம்

அடர்த்தியான காரம் (alkaly) குடித்த உணவுக்குழாய் சுருங்கிக் காணப்படுகிறது

அடர்த்தியான அமிலம் அல்லது காரம் போன்ற திசு அழிவுத் திரவங்களை அருந்தும்போது, உணவுக் குழாய் செயலிழந்து குறுகி விடுவதால் திரவம் அவ்விடத்திலேயே தங்கி மிகுந்த சேதம் ஏற்படுத்துகிறது. உட்கொள்ளும் அளவைப் பொறுத்து பாதிப்புகள் வேறுபட்ட போதிலும், பெரும்பாலும் ஆரம்பத்தில் உடனடியாக மரணம் ஏற்படுவதில்லை. திசு அழிவு ஏற்பட்ட பின், நாளடைவில்

உள்நோக்கி

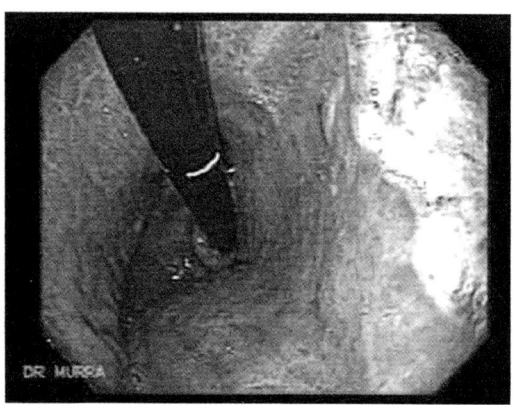

அமிலம் குடித்தபின் புண் பெருமளவில் உண்டாகி உள்ளது

சிதைந்து திசுக்கள் அழிவுறும்போது நார்த் திசுக்களாக மாறி, உணவுக்குழாயில் குறுக்கத்தை ஏற்படுத்துகிறது. கடும் கார நிலைத் திரவம் சுத்தம் செய்யும் திரவங்களில் உள்ளது. பொதுவாக அமிலம் குடிப்பதால் உணவுக்குழாயும், இரைப்பையின் இறுதிப் பகுதியும் பாதிக்கப்படுகிறது.

திரவம் உட்கொண்டது அறியப்பட்டவுடன், ஒரு வாரம் வாய் வழியாக எந்தத் திரவமும் கொடுக்கக் கூடாது.

நிலையான குறுக்கம் ஏற்பட்ட நோயாளிகளுக்கு உணவு ஏதும் உட்கொள்ள முடியாதபோது, அவர்களுக்கு இரைப்பை அல்லது நடு சிறுகுடலில் அறுவைசிகிச்சை மூலம் குழாய் பொருத்தி, அதன்மூலம் உணவளிக்க வேண்டும். நோயாளி உடல் தேறியபிறகு, நிரந்தரமான சிகிச்சையை மேற்கொள்ள வேண்டும். ஒரு வாரம் கழித்த பிறகு, உள்நோக்கி மூலம் உணவுக்குழாயில் ஏற்பட்டிருக்கும் சேதத்தை அறுதியிட வேண்டும். அதன்பிறகு குறைந்த அளவு மூன்று வாரம் கழித்தபின் விரிப்பான் துணைகொண்டு குறுக்கத்தை விரிவுபடுத்த வேண்டும். 70% நோயாளிகளை இதன்மூலம் குணப்படுத்த முடியும்.

நோயாளியே தனக்குத்தானே விரிப்பானைக்கொண்டு குறுக்கத்தை விரிவுபடுத்துதல் சிறந்த சிகிச்சை ஆகும்.

அறுவைசிகிச்சை

விரிப்பான் முறையில் பலன் கிடைக்காத நோயாளிகளுக்கு அறுவைசிகிச்சை அவசியமாகிறது.

மிகக் குறைவாகக் குறுக்கம் இருப்பின் அவ்விடத்தை மட்டும் வெட்டி அகற்றுதல் அவசியமாகிறது.

குறுகிய பகுதியை வெட்டி எடுத்துவிட்டு இரைப்பையைக் கழுத்தில் உணவுக்குழாயுடன் இணைப்பது. மற்றுமொரு மாற்று முறையாக உணவுக்குழாய் துண்டிப்புக்குப் பிறகு இரைப்பை அல்லது இடைச் சிறுகுடலை இடையில் பொருத்தி, இணைப்பு அறுவைசிகிச்சை செய்யலாம்.

7. உணவுக்குழாய் புறப்பொருள் (Foreign bodies) தொண்டைக்குக் கீழே கோழி எலும்பு சிக்கிக்கொண்டதா?

விழுங்கப்படும் புறப்பொருட்களுள் உணவுக்குழாயில் அதிக விழுக்காடு சிக்கிக்கொள்பவை- மீன் முட்கள், நாணயங்கள், குண்டூசி, செயற்கைப் பற்கள், கோழி எலும்பு போன்றவை. சில நேரங்களில் உணவுக்குழாயில் புற்று இருப்பின் உண்ட உணவுப்பொருட்கள்கூட அடைத்துக் கொள்வதுண்டு. பொதுவாக, விழுங்கிய பொருள்கள் உணவுக்குழாயிலிருந்து இரைப்பைக்குச் சென்றுவிடுமானால் பிரச்சனை மிகக்குறைவு. குண்டூசி, சேப்டிபின் போன்ற கூர்மையான பொருள்களே ஆபத்தை உண்டாக்கவல்லவை. இவ்வகை ஆபத்து மிகுந்த இந்நோயாளிகளை உடனே எக்ஸ்ரே எடுத்து, அவசர சிகிச்சைக்கு உட்படுத்தப்பட வேண்டும். சில சமயம் சாதாரண எக்ஸ்ரேயில் தெரியாத பொருட்களைப் பேரியம் அல்லது காஸ்ட்ரோ கிராஃபின் கொடுத்து, எக்ஸ்ரே எடுத்து சிக்கிக்கொண்ட பொருள்

உள்நோக்கி படம்

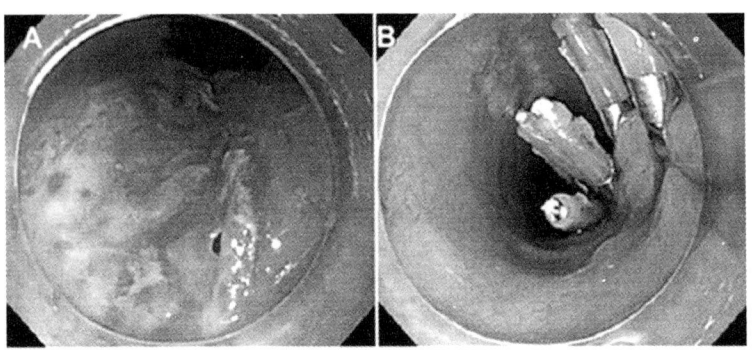

கோழி எலும்பு உணவுக்குழாயை குத்திக் கொண்டு உள்ளது.

எதுவென கண்டறிய வேண்டும். முடிந்தவரை உள்நோக்கி கொண்டு பார்க்கும் முன்பே, எக்ஸ்ரே கொண்டு ஸ்கிரீன் முறைப்படி பரிசோதிக்க வேண்டும் அல்லது பேரியம் எக்ஸ்ரே மூலம் பரிசோதிக்க வேண்டும்.

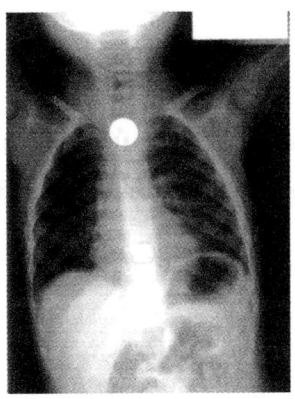

ஒரு ரூபாய் காசு உணவுக்குழாய் நடுவில்

வளையும் உள்நோக்கி கொண்டு சோதனை செய்வதே பெரும்பாலும் சிகிச்சை பயனளிக்க உதவும்.

அகற்றும் முறை

வளையும் உள்நோக்கி மூலம் அப்பொருட்களை அடையாளம் கண்டு, தேவைப்பட்டால் வசதியான இடத்திற்கு அதனைத் தள்ளிச் சென்று, பிறகு உள்நோக்கி வழியாக இடுக்கியைச் செலுத்தி, நன்றாகப் பிடித்தபடி உள்நோக்கியோடு வெளியில் எடுக்க முடியும்.

தடுப்பு முறை

உணவு உண்ணும் போது உண்ணுவது மட்டுமே இருக்க வேண்டும்.

1. தொ(ல்)லை காட்சி அருகில் வேண்டாம்.
2. தின இதழ்கள் படித்துக்கொண்டே உண்ண வேண்டாம்.
3. கொஞ்சம் கொஞ்சமாக மென்று உண்ணவும்.

நொறுக்கத் தின்றால் நூறு வயது.

8. உணவுக்குழாய்ப் புற்றுநோய்
(Carcinoma of the Oesophagus)

விழுங்கச் சிரமமா? கவனம் தேவை

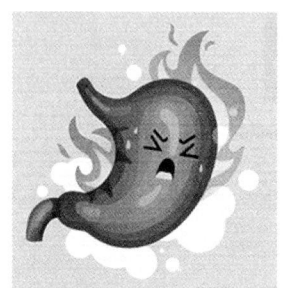

உணவு விழுங்கச் சிரமம் நாளுக்கு நாள் அதிகரிப்பு, ஒவ்வொரு கவளத்திற்கும் அது இறங்க தண்ணீரா? அது குழாயின் அடைப்புக்கான அறிகுறியாக இருக்கும்.

ஜப்பான், சீனா, சிங்கப்பூர், பின்லாந்து, அமெரிக்கா போன்ற நாடுகளில் வசிக்கும் மனிதர்களுக்கு உணவுக்குழாய் புற்று மிக அதிக அளவில் காணப்படுகிறது. மற்ற நாடுகளைக் காட்டிலும் நம் நாட்டில்தான் குறைந்த வயதினருக்கு அதிக விழுக்காடு ஏற்படுகிறது. இந்நோய் மும்பையில் 9% ஆண்களுக்கும் 8% பெண்களுக்கும் காணப்படுகிறது. சென்னை, அடையாறு புற்றுநோய் மருத்துவமனையில் மொத்த புற்று நோயாளிகளில் 50% உணவுக்குழாய் புற்றுநோயால் பாதிக்கப்பட்டவர்களாவர். 45-75 வயது வரையுள்ள பெண்களைவிட, ஆண்களுக்கு அதிகம் ஏற்படுகிறது. நோயாளிக்கு அதிகப்படியான துன்பத்தை அளிக்கக்கூடிய புற்று இதுவாகத்தான் இருக்க முடியும். இதனால் இறுதிக் காலங்களில் தண்ணீர் கூட விழுங்க முடியாமல் அவதியுற்று இறந்துவிடுவர். தமிழ் நாட்டில் உணவுக்குழாயின் நடுப்புறப்புற்று அதிக அளவிலும், ஜப்பானில் கீழ்ப்புறப்புற்று அதிக விழுக்காட்டிலும் தோன்றுகிறது. பொதுவாக, ஜப்பான் நாட்டில் இளம் வயதினருக்கு அதிகம் ஏற்படுகிறது.

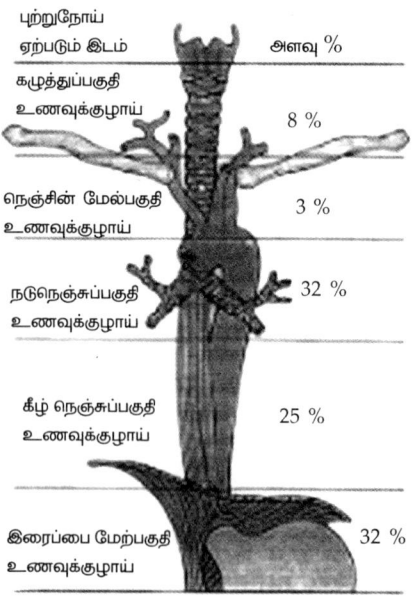

புற்றுநோய் ஏற்படும் இடம்	அளவு %
கழுத்துப்பகுதி உணவுக்குழாய்	8 %
நெஞ்சின் மேல்பகுதி உணவுக்குழாய்	3 %
நடுநெஞ்சுப்பகுதி உணவுக்குழாய்	32 %
கீழ் நெஞ்சுப்பகுதி உணவுக்குழாய்	25 %
இரைப்பை மேற்பகுதி உணவுக்குழாய்	32 %

புற்று ஏற்படக் காரணங்கள்

ஈரான் மக்கள் அதிக சூடாகத் தேநீர் அருந்துவது, இந்தியாவில் வசிப்பவர்கள் காரமான மசாலாப் பொருட்களை அதிகம் சேர்த்துக் கொள்வது, புகையிலை போடுவது, புகை பிடிப்பது, பாக்கு போடுவது, அதிக மது அருந்துவது, அக்கலேசியா நோய், உணவுப் பற்றாக்குறை மற்றும் மேலைநாடுகளில் கொழுப்பு உணவு உட்கொள்வது காரணங்களாகும். ஜப்பான், சீனா, அமெரிக்கா, சிங்கப்பூர் போன்ற நாடுகளில்

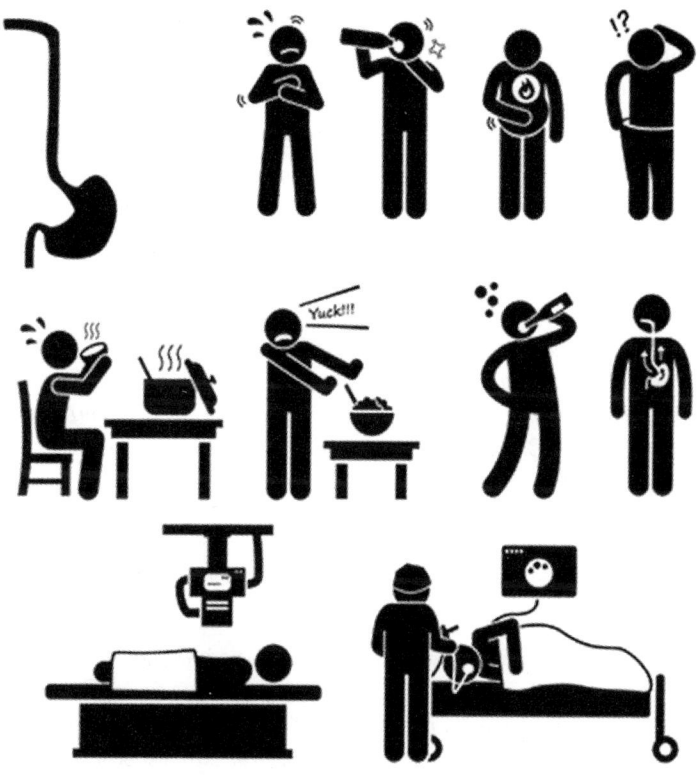

உணவுக்குழாய் புற்று அறிகுறிகளும் காரணங்களும்

மிகுதியாகக் காணப்படுவதற்கான காரணம், துரித உணவு. மற்றொன்று, ஜப்பானில் மீனைக் கருகலாகச் சுட்டுச் சாப்பிடுவது ஆகும். உணவு விடுதிகளில் நெருப்படுப்பில் சுட்டுச் சாப்பிடும் ‘பார்பிக்யூ’ அப்ப கெடுதல்தானே.? இவை மண்பானையில், இளஞ்சூட்டில் செய்த அயிரை மீன் குழம்புக்கு ஈடாகுமா?

விழுங்க முடியவில்லையா உதாசீனப்படுத்த வேண்டாம்!

விழுங்க இயலாமை முதன்மை அறிகுறியாகும். நாளடைவில் கொஞ்சம் கொஞ்சமாக அதிகரித்து முழு அடைப்புக்குள்ளாகும். சில சமயம் புற்று வளர்ந்து சிதைந்தபின் சற்றுத் துன்பம் குறைவது போன்று தோன்றும். 40% நோயாளிகள் நோய் தோன்றிய மூன்று மாதத்திற்குள் மருத்துவரை அணுகுவார்கள். சிலருக்கு எதிர்க்களித்தல் ஏற்படும். திரவம் மட்டுமே விழுங்கக்கூடிய நிலையில் வந்தடைவார்கள். எதிர்க்களிக்கும் பொருள், காரத்தன்மையுடன் இரத்தம் கலந்தும் காணப்படும். சிலர், நெஞ்சுக்குழி வலியுடன் வருவார்கள். ஆனால், இது தாமதமான அறிகுறியாகும். வாந்தி என்று நோயாளிகளினால் குறிப்பிடப்படுவது எதிர்க்களித்தலே ஆகும்.

புற்று முற்றிய நிலையிலேயே ஆலோசனைக்கு வரக் காரணம்?

உணவுக்குழாய் விரியக்கூடிய ஒரு தசையினாலாகிய உறுப்பு. உணவு விழுங்கிய பிறகு, தொண்டையிலிருந்து உணவு குடலுக்குள் செல்கிறது. இந்நிலையில் உணவுக்குழாயில் இறங்கும்பொழுது, அந்தப் பாகம் விரிந்து, அதன் மேற்பாகம் சுருங்கி உணவைக் கீழே தள்ளுகிறது. இக்குழாய் விரியும் தன்மை உடையதால், உணவுக்குழாய் புற்று ஆரம்பத்தில் அதிகமான தொந்தரவுகளைக் கொடுப்பதில்லை. இக்குழாயில் கட்டியோ, புண்ணோ ஏற்படும்பொழுது அவ்விடத்தைத் தவிர்த்து, மீதி உள்ள பாகம் விரிவடைந்து தடையின்றி வழிவிடுகிறது. ஆகவேதான், இந்நோயால் பாதிக்கப்பட்ட நோயாளிகள் மருத்துவரை நோய் முற்றிய நிலையிலேயே நாடுகின்றனர்.

பரவும் முறை

நேரடி ஊடுருவல், நிணநீர் மூலம் பரவுதல், இரத்தம் மூலம் பரவுதல்.

இப்புற்று, அருகில் உள்ள நுரையீரல் மூச்சுக்குழாய்க்குப் பரவும். இரத்தத்தின் மூலம் கல்லீரல், நுரையீரல் எலும்புகள் ஆகியவற்றிற்கும் இப்புற்று பரவும். இதுபோலவே நிணநீர் மூலம் கழுத்து, மூச்சுக்குழல், வயிறு ஆகிய இடங்களில் உள்ள நிணநீர்க் கழலைகளிலும் பரவும். இப்படி உடல் முழுவதும் பரவிய நிலையைக் கண்டுபிடிக்க பெட் ஸ்கான் துணைபுரிகிறது.

பரிசோதனைகள்

1. **பேரியம் விழுங்கிய எக்ஸ்ரே (Barium Swollow)**

இதன் மூலம் அடைப்பு, அதன் அளவு ஆகியவை தெரியும். மிக முற்றிய நிலையில், உணவுக் குழாயில் அடிப்புறம் எலிவால் போன்ற தோற்றம் இதனைக் குறிக்கும்.

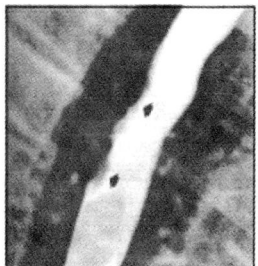 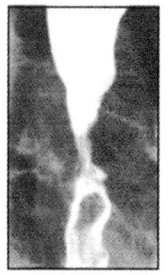 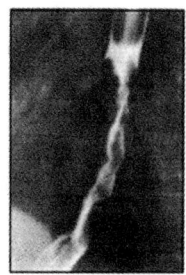

புற்று ஆரம்ப நிலை   ஒழுங்கற்ற கூம்பு வடிவ புண் போன்ற புற்று   புற்று மிக அதிகமாகப் பரவிய தோற்றம்

2. உணவுக்குழாய் உள்நோக்கி

இதன் மூலம் நோய்ப்பகுதியை நேரடியாகக் கண்டு, திசுவைச் சோதனை மூலம் அகற்ற முடியும். பெரும்பாலும் 80% நிச்சயிக்கக் கூடியதாக இருக்கும்.

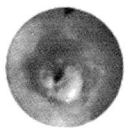 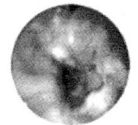 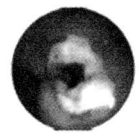

ஊடுருவும் ஸ்கோமஸ் புற்று பரவியுள்ள நிலைக்குத் தகுந்தாற்போல் உணவுப் பொருட்கள் விழுமிய இயலாமை ஏற்படும்

3. மூச்சுக்குழாய் உள்நோக்கி

இருமல், சளி போன்ற தொல்லையுடன் வருபவர்களுக்கு இதன் மூலம் பரிசோதனை அவசியம் செய்ய வேண்டும். ஏனெனில், புற்று வளர்ந்து மூச்சுக்குழாயை அரித்து ஓட்டையை ஏற்படுத்தி இருக்கலாம். அப்போது அதிக வலியும் இருமலும் ஏற்படும்.

நோய்க்கான அறிகுறிகள் உள்ள நோயாளிக்கு உள்நோக்கி மூலமும், எக்ஸ்ரே படம் மூலமும், எதையும் கண்டுபிடிக்க முடியாத போது, உணவுக்குழாயைக் கழுவிய நீரில் இருக்கும் செல்லைப் பரிசோதித்து நோயைக் கண்டறியலாம்.

அல்ட்ரா ஸ்கேன்

கல்லீரலில் பரவிய நிலையை (Secondaries) அறிய இது மிகவும் பயனுள்ளதாகும். இதை நிச்சயிக்காமல் மருத்துவம் செய்யக் கூடாது.

சி.டி. ஸ்கேன்

கட்டி பரவிய நிலையையும் வீங்கிய கழலைகளை அறிய மேல் வயிற்றிலிருந்து தொப்புள் வரை இதன் மூலம் படம் பிடிக்க வேண்டும்.

மருத்துவம்

இந்நோய்க்கு அளிக்கப்படும் நவீன மருத்துவத்திற்குப் பிறகுகூட, 30 விழுக்காட்டினரே 5 ஆண்டுகள் வாழ்கிறார்கள். நீண்ட நாட்கள்

உணவின்றி இருப்பதால், உடலில் ஊட்டச்சத்து குன்றி, நீர்ச்சத்து குறைந்து காணப்படுவார்கள். எனவே புரதம், ஹீமோகுளோபின் ஆகியவற்றை இரத்தத்தில் சோதித்து அதற்குத் தக்க மருத்துவம் செய்ய வேண்டும். வைட்டமின் 'சி' கொடுப்பது புண் ஆற உதவும். அறுவை செய்யும் முன்பு பத்து நாட்களாவது மூக்கின் வழியாக இரைப்பைக்குள் குழாய் செலுத்தி உடலைத் தேற்றி, பிறகு அறுவை செய்தால் அறுவைக்குப் பின் உண்டாகும் தேவையற்ற பின் விளைவுகளை வெகுவாகக் குறைக்க முடியும்.

அறுவைசிகிச்சை

பிணி நீக்கும் அறுவைசிகிச்சை செய்யும்பொழுது, கட்டியோடு உணவுக்குழாயையும் எடுத்துவிட்டு, மிச்சம் இருக்கும் பகுதியை பெருங்குடல், முன்சிறுகுடல் அல்லது இரைப்பையைக் கொண்டு இணைக்க வேண்டும். உணவுக்குழாய்ப் புற்றில் நெஞ்சுவலி இருப்பின், அது நாட்பட்ட பரவிய நிலை என்று பொருள். குணப்படுத்தும் மருத்துவமாக அறுவைசிகிச்சை அல்லது ஊடுகதிர் சிகிச்சை செய்வது சிறந்தது.

எல்லா உணவுக்குழாய்ப் புற்றிற்கும் அறுவைசிகிச்சையே சிறந்த பலனைத் தரும். ஊடுகதிர் சிகிச்சை சில வகைப் புற்றிற்கு ஏற்றது என்றாலும் அடிப்புற உணவுக்குழாய் புற்றிற்குச் சில சங்கடங்களைத் தருகிறது. புற்று இரைப்பையைத் தாக்கி இருப்பின் ஊடுகதிர் சிகிச்சை ஏற்றதல்ல. சில சமயம், ஊடுகதிர் சிகிச்சையுடன் புற்று எதிர்உயிர் மருந்துகளும் சேர்த்துக் கொடுக்க, குணம் சற்று கூடிக் காணப்படுகிறது. சில குறிப்பிட்ட நோயாளிகளுக்குச் (ஸ்கோமஸ் செல்வகை) ஊடுகதிர் சிகிச்சை மட்டும் ஏற்றதாக இருக்கும்.

பாதிக்கப்பட்ட உணவுக்குழாய், இரைப்பை மற்றும் நிணநீர்க் கழலைகளைத் தேவையான அளவு அகற்றுவதே குணப்படுத்துவ தற்கான சிகிச்சையாகும்.

உடல் நலம்

அறுவையைத் தாங்கக்கூடியதாக உடல் நலத்தைத் தயார்செய்த பின்னரே அறுவைசிகிச்சை செய்ய வேண்டும். அறுவையின்பொழுது புற்று வேறு இடங்களுக்குப் பரவவில்லை என்பதையும் நிச்சயித்துக் கொள்ள வேண்டும்.

1. தொண்டைக்கு அருகில் உள்ள உணவுக்குழாய்ப் புற்று

இதனை ஊடுகதிர் சிகிச்சையால் மட்டுமே கரைக்க வேண்டும். உணவுக்குழாய் முன்பகுதியோடு குரல்வளையையும் அகற்றும் அறுவை மிகவும் சிரமமானதாகும்.

2. உணவுக்குழாய் மேல் $1/3$ பாகப் புற்று

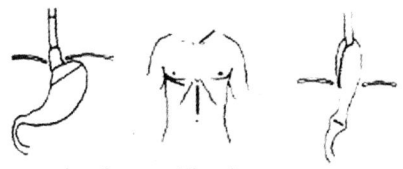

மூன்று நிலை மெக்கிவான் அறுவை முறை

மேல் பகுதிப் புற்றை அறுவை செய்து குணப்படுத்த முடியாத நிலையில்தான் நோயாளிகள் மருத்துவத்தை நாடுவார்கள். ஆரம்பத்தில் கண்டுபிடிக்கப்பட்டால், உணவுக் குழாய் அகற்றப்பட்டு தொண்டையுடன் இரைப்பை, கழுத்தில் இணைக்கப்படுகிறது. அறுவை செய்ய முடியாத நிலையில் ஊடுகதிர் சிகிச்சையே சிறந்தது.

3. உணவுக்குழாய் நடு $1/3$ பாகப் புற்று

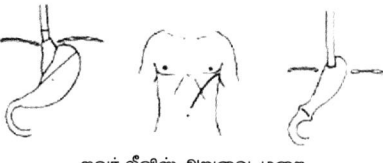

ஐவர் லீவிஸ் அறுவை முறை

மகாதமனி, பெருஞ்சிரை, மூச்சுக்குழாய் ஆகியவற்றில் புற்று ஒட்டியிருந்தால், அறுவை சில சமயம் மிகவும் ஆபத்தானது. ஆகவே, இதற்கு அதிகமான ஊடுகதிர் வீச்சு சிகிச்சை செய்யப்படுகிறது. அறுவை செய்வதனால் உணவுக்குழாயோடு சேர்ந்து இரைப்பையின் பகுதியையும் எடுக்க வேண்டும். அறுவை ஐவர் லீவிஸ் அறுவை முறையில் வயிற்றைத் திறந்து, பிறகு பைலோரசை அகலப் படுத்திய பிறகு உணவுக்குழாயில் உள்ள கட்டியைச் சுற்றி இருக்கும் திசுக்களிலிருந்து விடுவித்து கட்டி உள்ள பகுதியைத் தேவையான அளவு அகற்றிய பிறகு உணவுக்குழாயை இரைப்பையுடன் இணைக்க வேண்டும்.

4. உணவுக்குழாய் கடை $1/3$ பாகப் புற்று

மார்பக வயிற்றுப் பகுதியைத் திறந்து, பாதிக்கப்பட்ட உணவுக் குழாய் இரைப்பை அகற்றப்பட்ட பின் இணைக்கப்படுகிறது. குறிப்பிட்ட சில மருத்துவமனைகளில், துளை அறுவை மூலம் உணவுக் குழாய்ப் புற்று, மார்பு வழியாக அகற்றப்படுகிறது.

அறிகுறிகளை நீக்கும் தற்காலிக மருத்துவம்
(மிகுந்த துன்பமின்றி வாழ இது ஒரு கடைநிலை மருத்துவமே)

உணவு விழுங்குவதற்கு வசதியாக, உணவுக்குழாயில் விரியும் தன்மையுள்ள உலோகத்தில் செய்த செருகுகுழாய்தான் பெருமளவில் பொருத்தப்படுகிறது.

இவற்றோடு ஊடுகதிர் வீச்சு சிகிச்சையும், லேசர் கதிர்வீச்சும், குறுக்கு வழி அறுவையும் அடைப்புக் குறிகளுக்கு உதவும்.

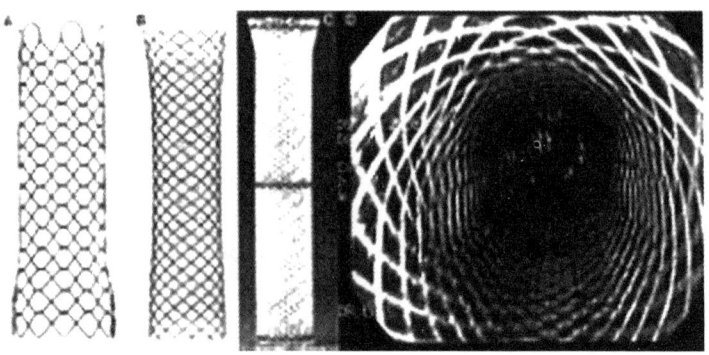

விரியும் தன்மையுள்ள
உலோக செருகு குழாய்கள்

பொருத்தப்பட்ட செருகு குழாய்

(எ.கா.) உணவுக்குழாய் இடைச் சிறுகுடல் இணைப்பு, உணவுக் குழாய் இரைப்பை இணைப்பு.

ஊடுகதிர் வீச்சு சிகிச்சையில் புற்று கரைவதால் உணவு உண்ண ஏதுவாகும். அதுபோல், லேசர் மூலம் புற்றைத் தீய்த்துவிடுவதன் மூலம் குழாய் அடைப்பு விடுபட்டு, தற்காலிகமாக உணவு விழுங்குவதில் சிரமமும், எச்சிலினால் மூச்சுத் தடையும் இராது. தற்காலிக மருத்துவமாக குழாய் பொருத்தப்படுகிறது.

9. இரைப்பை அழற்சி (Gastritis - திடீர் வயிற்றுப்புண்)

பொதுவாக இரைப்பை அழற்சி என்பது நாள்பட்ட பரவலான இரைப்பை அழற்சியினையே குறிக்கும். எனினும் பல்வேறு காரணங் களால் திடீரென இரைப்பைச் சளிச்சவ்வுப் பாதுகாப்புப் படலத்தைப் பாதித்து, இரைப்பை சுவற்றில் அழற்சியை ஏற்படுத்தக்கூடும். எனவே, இதனைத் திடீர் இரைப்பை அழற்சி எனவும், நாள்பட்ட இரைப்பை அழற்சி எனவும் அழைப்பர்.

திடீர் இரைப்பை அழற்சி

வலி மாத்திரைகளே முக்கிய காரணம்

திடீர் இரைப்பை அழற்சியை ஏற்படுத்தும் காரணிகள்

ஸ்டீராய்டு அல்லாத அழற்சி எதிர்ப்பு மருந்துகள், இரும்புச்சத்து மாத்திரைகள், ஆஸ்பிரின், பொட்டாசியம் மாத்திரை, மூட்டு வலி மருந்துகள், பித்தநீர், கடும் உடலியல் நெருக்கடிகள், இரத்தத்தில் யூரியா மிகையாதல், எச். பைலோரி கிருமியின் ஆரம்பத் தொற்று, அதிகமான மன அழுத்தம் (Stress) காரணமாக இரைப்பை உள்ளே இரத்த ஓட்டம் குறையும்போது இரைப்பை அழற்சி ஏற்படலாம். இதுபோல தீவிர சிகிச்சைகளில் உள்ள நோயாளிகள், மூளையில் ஏதேனும் திடீர் பாதிப்பு உண்டானவர்கள் மற்றும் தீக்காயம் ஏற்பட்டவர்களுக்கும் இந்தப் பிரச்சனை வரலாம்.

இரைப்பையினுள் சுரக்கப்படும் ஹைட்ரஜன் அயனிகளிடமிருந்து சளிப்படலத்தைக் காப்பாற்ற, இரைப்பை, பல தடுப்பு நடவடிக்கை களை மேற்கொள்கிறது. இதில் முக்கியமானது இரைப்பையில் உள்ள மியூகோசா என்ற சளிச்சவ்வு. இது உமிழ்நீர் போல் சுரந்து உணவுப் பாதையின் அமிலத்தைக் கட்டுப்படுத்துகிறது.

பல மருந்துகள் தடுப்பு முறைமையைப் பாதிக்கவல்லது. (எ.கா ஆஸ்பிரின் மருந்து, வயதான பிறகு இதயப் பாதுகாப்பிற்கு இந்த மருந்து சர்வ சாதாரணமான இதயநோய் நிபுணர்களால் புரிந்துணர சுட்டுகிறது.)

ஹெலிகோபாக்டர் பைலோரி பாதிப்பை ஏற்படுத்தும் விதம்

இது ஒரு பாக்டீரியாவாகும். இப்பாக்டீரியா, இரைப்பையின் மேல்பகுதி மற்றும் உடல் பகுதியில் உள்ள சளிச் சவ்வுப் படலத்தில்

எலெக்ட்ரான் நுண்ணோக்கி மூலம் காணப்படும் எச். பைலோரி கிருமிகள்

நிறைந்து காணப்படும். இவற்றின் பாதிப்பால் இரைப்பைச் சுவற்றில் திடீர் மாற்றம், நாள்பட்ட அழற்சி ஆகிய விளைவுகள் ஏற்படுகின்றன. வயிற்றுப் புண்ணை ஏற்படுத்தும் இந்தப் பாக்டீரியாவைக் கண்டுபிடித்தவர், பாரி மார்ஷல் என்ற ஆஸ்திரேலிய மருத்துவர். இவர், இப்பாக்டீரியாவால் புண் ஏற்படுபவையால், அப்பாக்டீரியாவைத் தானே உட்கொண்டு ஆராய்ந்து வெற்றி கண்டவர். இதன் காரணமாக 2005-இல் இம்மருத்து வருக்கும் அவருடன் இணைந்து ஆய்வு செய்த ராபின் வர்ரென் என்பவருக்கும் நோபல் பரிசு வழங்கப்பட்டது.

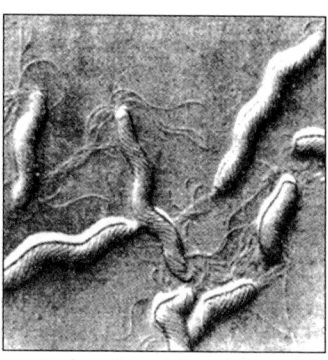

இக்கிருமி, எல்லாத் தரப்பு மக்களிடமும் காணப்படுகிறது. ஒருவரிடமிருந்து மற்றொருவருக்கு எளிதில் பரவுகிறது. வளர்ந்த நாடுகளில் 50 வயது நிறைந்தவர்களில் 50 சதம் பேர்களுக்கு இக்கிருமித் தொற்று காணப்படுகிறது. இக்கிருமித் தொற்றினைச் சளிப்படலத் திசுப் பரிசோதனை மூலமாகவும், திசுப் பரிசோதனையில் திசுவில் யூரியேஸ் என்சைம் இயக்கத்தைக் கொண்டும், எலிசா பரிசோதனை மூலமும் அறியலாம்.

10. வயிற்றுப்புண் (Peptic Ulcers)

அல்சர் குணப்படுத்தக் கூடியதே

மனிதனுக்கு பெப்டிக் அல்சர் எனப்படும் வயிற்றுப் புண் தொன்றுதொட்டு இருந்துவருகிறது. பழந்தமிழகத்தில் இந்நோயைச் சூலைநோய் எனப் பெயரிட்டு அழைத்தார்கள். அறிவியல் வளர்ச்சியின் காரணமாக வாழ்க்கை நெறிமுறைகளும் பலவாறாக மாறுபட்டு நோய்களின் பாதிப்பும் அதிகமாகிறது. இத்தகைய மாற்றங்களால் உண்டாகும் நோய்களுள் ஒன்று வயிற்றுப்புண் ஆகும்.

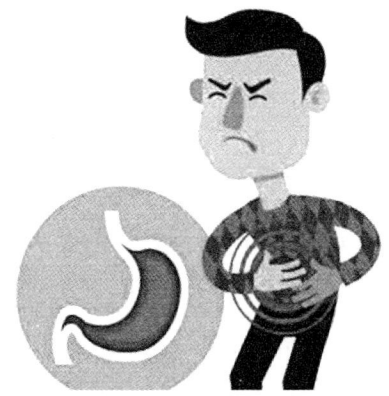

அறிகுறிகள்

1) நெஞ்சு அழுத்தம்

2) முழுங்குவதில் கஷ்டம்

3) செரிமானமின்மை, நெஞ்செரிவு

4) எடை குறைவு

காரணங்கள்

1) சூடான பானங்களைக் குடிப்பது

2) நார்பொருளை தேவையான அளவு உட்கொள்ளாமை

3) மது அருந்துதல்

4) எதிர்க்களிப்பு

கண்டுபிடிக்க சோதனைகள்

1) எக்ஸ்கதிர் படம்

2) இரைப்பை உள்நோக்கி

முப்பது ஆண்டுகளுக்கு முன் வயிற்றுப்புண், கல்லீரல் இறுக்கம் அல்லது தொற்று நோய்களைவிட அதிக மக்களை உயிரிழக்கச் செய்யும் நோயாகக் கணக்கெடுக்கப்பட்டுள்ளது. இங்கிலாந்திலும் மற்றைய மேலைநாடுகளிலும் 19-ஆம் நூற்றாண்டில் இரைப்பைப் புண்ணும் முன்சிறுகுடல் புண்ணும் 20: 1 என்ற விகிதத்திலிருந்தது. அதேசமயம் அமெரிக்காவில் முன்சிறுகுடல் மற்றும் இரைப்பைப்புண் விகிதம் 2: 1 என்ற அளவில் காணப்பட்டது. கருப்பு இனத்தவரிடம் இந்த நோய் அதிக பாதிப்பை ஏற்படுத்துவதில்லை.

ரஷ்யாவில் புரட்சிக்குமுன் 1918-ஆம் ஆண்டு 0.5% - 1% வயிற்றுப்புண் இருந்தது. சில நாட்களில் அங்கு ஏற்பட்ட பஞ்சத்திற்குப் பின் இந்நோய் 13% - 17% வரை அதிகரித்து, பின்னர் 1% அளவிற்குக் குறைந்துள்ளது. இந்தியாவிலும், எத்தியோப்பியாவிலும் வயிற்றுப்புண் அதிகரிப்பதற்குக் காரணம் புரதச்சத்து, வைட்டமின் ‘ஏ’, ‘பி’ ஆகியவை பற்றாக்குறை யினால்தான் என்று கணித்துள்ளார்கள். இந்நோய்ப் பாதிப்பு ஆண், பெண் விகிதம் 5: 1 என்றும் கணக்கிடப்பட்டுள்ளது. பூப்பு ஓய்வுக்கு முன் பெண்களுக்கு வயிற்றுப்புண் வராது. ஈஸ்ட்ரோஜன் பாதுகாப்பு அளிப்பதாக நம்பப்படுகிறது.

ஒரே குடும்பத்தில் பலருக்கு இந்நோய் உண்டாகவும் வாய்ப்புண்டு. நோயில்லாதவர் குடும்பங்களைவிட நோயுள்ளவரின் குடும்பங்களை 2-2½ மடங்கு அதிகம் பாதிக்கின்றது. அதிலும் முன்சிறுகுடல் புண் என்றால் அதே போலும், இரைப்பைப்புண் என்றால் அதே நோயாகவும் தாக்குகிறது. இதன் மூலம் இரண்டிற்கும் மரபணு வேறுபாடு உண்டு என்பதை அறியமுடிகிறது.

ஹைட்ரோகுளோரிக் அமிலமும், பெப்சின் என்ற நொதியும் அதிக அளவில் சுரக்கப்பெற்ற இரைப்பையிலோ, முன்சிறுகுடலிலோ புண் உண்டாக வாய்ப்பிருக்கிறது. இவையிரண்டும் எத்தகைய கடினத் திசுவையும் அழித்துவிடும். சாதாரணமாக, இது சளிப்படலம் நொதிகள் தாக்காவண்ணம் மிகவும் சக்தி வாய்ந்தது. ஆனால், இரைப்பை அமிலமும் பெப்சினும் அதிகமானால் அழியக்கூடும்.

புண்ணுக்கு எதிரான தற்பாதுகாப்பு

உணவுடன் கலந்து செல்லும் உமிழ்நீர் காரத்தன்மை பெற்றது. உணவும் உமிழ்நீரும் அமிலத்தைச் சமப்படுத்தும் தன்மை பெற்றவை, இதற்காகவேதான் நொறுங்கத்தின்றவன் நூறாண்டு வாழ்வான் என்றனர் நம் முன்னோர்

முன்சிறுகுடலிலிருந்து பின்நோக்கி இரைப்பைக்குள் செல்லும் பித்த நீரும் அமிலத்தைச் சமப்படுத்திக்கொள்ளும் தன்மை பெற்றது. இரைப்பையின் இரத்த ஓட்ட அமைப்பும் புண் வராமல் பாதுகாக்கிறது.

இரைப்பையின் இறுதிப் பகுதியில் சுரக்கின்ற நீர், அமிலத்தன்மை வாய்ந்ததாகும்.

அமிலம், பெப்சின் சுரப்பு

பரைடல் செல்கள் என்ற இரைப்பைச் செல்கள், ஹைட்ரோ குளோரிக் அமிலத்தை உற்பத்தி செய்கின்றன. அமிலத்தின் அளவு பரைடல் செல்களின் எண்ணிக்கையைப் பொறுத்தது.

வயிற்றுப்புண் ஏற்பட அடிப்படைக் காரணங்கள்

அமிலமும் பெப்சினும் அதிக அளவில் உண்டாகும்போதுதான் புண் உண்டாகிறது. ஆனால் எப்போது எவ்வாறு அதிகமாகிறது? என்பதைக் கண்டறிவதுதான் சிக்கலானது. இதேபோல், எச்.பைலோரி என்ற நுண்ணுயிரியும் ஒரு காரணமாகக் கூறப்படுகிறது. வயிற்றுப் புண்ணுக்குக் காரணம் சில ஆண்டுகளுக்கு ஒருமுறை மாறிக்கொண்டே வருகிறது. ஏனெனில் இதுவரை 'காரணம்' இது மட்டுமே என அறுதியிட்டு சொல்லமுடியாத ஓர் நிலை. ஆரம்ப காலத்தில் நோ ஆசிட் - நோ அல்சர் என்றனர், கொஞ்ச காலத்திற்குப் பிறகு, நோ பெப்சின்- நோ அல்சர் என்று கூறப்பட்டது இப்பொழுது, இவைகளுக்குப் பின் நோ எச். பைலோரி - நோ அல்சர் என்று கூறப்படுகிறது.

நாளை எப்படியோ?

வேகஸ் நரம்பின் அதிகப்படியான தூண்டுதல்

அதிக உணர்ச்சிவசப்படுபவர்கள், மன உளைச்சலாலும் அமைதியற்ற நிலையிலும் காணப்படும்போது, வேகஸ் நரம்பின் தூண்டுதல் அதிகமிருக்கும். இது, அமிலச் சுரப்பை அதிகப்படுத்தும். முன்சிறுகுடல் புண் உள்ளவர்களுக்கு வேகஸ் நரம்பின் தூண்டுதல் எப்போதும் அதிகமாகவே இருக்கும். ஆகையால் இவர்களுக்கு அடிப்படை அமிலச்சுரப்பு, குறிப்பாக இரவு நேரத்தில் மட்டும் அதிகமிருக்கும்.

சளிப் படலச் சிதைவு

மது அருந்துதல், ஆஸ்பிரின் போன்ற மாத்திரைகள், கார்டிசோன் வகை மருந்துகள், காபியிலுள்ள காஃபின், புகைபிடித்தல், விபத்துக் குள்ளாதல், மன அதிர்ச்சி, அதிகச் சூடான உணவு, காரம், மசாலா மிகுந்த உணவு வகைகள், மிக அவசரமாக உண்ணுதல் ஆகியவை சளிப்படலத்தையும் அதில் படர்ந்துள்ள சளியையும் சிதைத்துவிடும். இதனால் சுரக்கப்பட்ட அமிலம் உற்பத்தியாகும் செல்களுக்குப் பின்னோக்கிச் சென்று மீண்டும் அமில உற்பத்தியை அதிகமாக்கும். சிதைந்த இடங்களில் திசுக்களைப் பெப்சின் அரித்து, புண் போன்ற வற்றை உண்டாக்குகிறது.

மரபணு தொடர்பால் புண் உண்டாக வாய்ப்புண்டு. இந்நோய் மற்றவர்களைவிட உறவினர்களுக்குள்ளே மூன்று மடங்கு அதிகமாகவே உள்ளது. ‘ஓ’ இரத்த வகை உடையவர்களுக்கு அமிலம் அதிகம் சுரக்கின்றது. இவர்களுக்குச் சிறிய வயதிலேயே முன்சிறுகுடல் புண் உண்டாக வாய்ப்புண்டு. ஆனால், இரைப்பைப் புண் நோயாளிகளுக்கு இரத்த வகைத் தொடர்பு கிடையாது.

புண் உண்டாகும் முறை

இரைப்பைப் புண், பொதுவாக ஒற்றையாக இருக்கும். இது இரைப்பையின் சிறிய வளைவுப் பகுதியிலும், ஆன்ட்ரத்தின் பைலோரசுக்குச் சற்றுமுன்னும் அமைந்திருக்கும். முன்சிறுகுடல் புண்

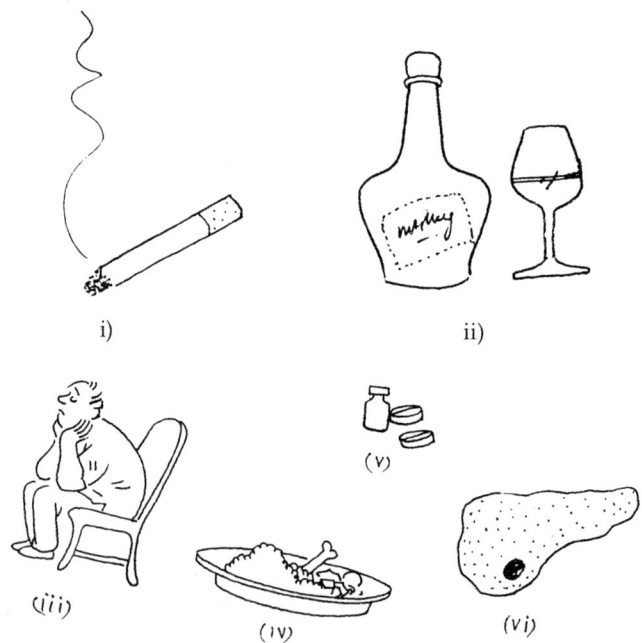

புண் ஏற்படக் காரணங்கள்

i) புகைப்பது, புகையிலை

ii) மதுபானப் பழக்கம்

iii) மனக்கவலை

iv) உணவுப் பழக்கக் கோளாறுகள்

v) வலி நிவாரண மாத்திரைகள்

vi) கணையத்தில் கட்டி

மேற்புறம் முதற்பாகத்தில் உண்டாகும். அரிதாக மேலும் சிறிது தள்ளி இரண்டாம் பாக முதல் பகுதியிலும் அமைந்திருக்கும். அமிலம் உணவுக் குழாயின் உள்ளே பாய்ந்தால், அதனுடைய இறுதிப் பாகத்திலும் புண் உண்டாகும். அதை பாரட் அல்சர் என்றழைப்பர். சில சமயங்களில் முன்சிறுகுடல் புண் உண்டாகி, திரும்ப ஆறும்போது துவாரம் சுருங்கி அடைப்பு ஏற்படும். இவ்வடைப்பினால் இரைப்பைப் புண் உருவாகும், இதற்கு இரட்டைப்புண் என்று பெயர்.

பொதுவாக வயிற்றுப்புண் 3 செ.மீ. விட்டத்திற்குக் குறைவாக இருக்கும். நாட்பட நாட்பட பெரிய புண்ணாக இருந்தால் புற்றுநோயாக இருக்கவும் வாய்ப்புண்டு. இப்புண் தோன்றி ஆறுவதால் கடினமான நார்த்திசுக்கள் படர்ந்து சுருக்கம் உண்டாகும். இதனால் உள் வளைவின் நீளமும் குறுகிவிடும். நாட்பட்ட புண், அருகிலுள்ள மற்ற உறுப்புகள் மீதோ அல்லது புண்ணின் பின்புறமுள்ள உறுப்புகளிலோ ஊடுருவும். (எ.கா. கணையம்)

வயிற்றுப்புண் ஏற்படும் இடங்கள்

பெப்டிக் புண்கள் என்று பொதுவாகக் குறிப்பிடப்படும் வயிற்றுப்புண் இரைப்பையிலும், முன்சிறுகுடல் முதல் பகுதியிலும், இரைப்பைச் செல்கள் இருக்கும் வேற்று இடங்களான உணவுக்குழாய் இறுதி, "மெக்கெல் பக்கப்பை" ஆகிய இடங்களிலும் ஏற்படலாம்.

உங்கள் உணவில் கவனமாய் இருங்கள்

உணவுக்குழலின் இறுதிப் பகுதி, இரைப்பை, முன்சிறுகுடல் இரைப்பை அறுவைசிகிச்சைகளுக்குப் பின்னர் ஆரம்ப சிறுகுடலிலும் ஏற்படும் புண்களை வயிற்றுப்புண் என்று அழைப்பர். இவை நாள்பட்ட நிலையிலேகூட தோன்றலாம். பல நாடுகளில் அமிலச்சுரப்பு மருந்துகளின் வரவைத் தொடர்ந்து இந்நோய் பெருமளவு குறைந்துள்ள போதும், ஆண்கள் 10 சதவிகிதம் பேர்களுக்கு இந்நோய் ஏற்படுவதாக புள்ளிவிவரங்கள் கூறுகின்றன.

நோய் காரணிகள் (நாள்பட்ட புண்ணிற்கு)
1. மரபியல் காரணிகள்

ஒரு நோயாளியின் குடும்பத்தில் இதே நோயாளியைப் பற்றிய நோய் வரலாறு காணப்படுகிறது. குறிப்பாக 20 வயதிற்குட்பட்டவர்களுக்கு முன் சிறுகுடலில் ஏற்படும் புண்களின்போது இக்குடும்ப வரலாறு காணக் கிடைக்கிறது. இரைப்பைப் புண் மற்றும் முன் சிறுகுடல்புண் ஏற்படுத்தும் காரணிகள், தனியாக மரபியல் ரீதியில்

கடத்தப்படுகிறது. இந்நோய் உள்ள குடும்பத்தில் பிறந்தவர்களுக்கு மூன்று மடங்கு அதிகம் ஏற்பட வாய்ப்புள்ளது.

ஹெலிகோபாக்டர் பைலோரி

இப்பாக்டீரியா தொற்றே 90 சதவிகிதம் முன்சிறுகுடல் புண்களுக்கும், 79 சதவிகிதம் இரைப்பைப் புண்களுக்கும் காரணமாகக் கருதப்படுகிறது. முன்சிறுகுடல் புண் ஏற்படுத்தும் விதம் குறித்து தெளிவாக அறியப்படவில்லை.

வலி போக்கி மருந்துகள் (Nsaid Drugs)

இம்மருந்துகளே இரைப்பையில் ஏற்படும் 30% புண்களுக்குக் காரணமாகிறது.

புகை பிடித்தல்

புகை பிடிப்பதன் காரணமாக இரைப்பைப் புண் ஏற்பட வாய்ப்புள்ளது. ஆனால், முன்சிறுகுடல் புண் அரிதாகத்தான் ஏற்படுகிறது. புண் ஏற்பட்ட பிறகு, புகைப்பதை நிறுத்தாமல் தொடர்ந்தால், மருத்துவத்தால் பெரிய பலன் ஏதும் ஏற்படாது.

அமிலம் - பெப்சின் மற்றும் சளிச்சவ்வு எதிர்ப்புத்திறன்

இரைப்பையில் இயற்கையாகக் காணப்படும் பாதுகாப்பு நடவடிக்கைகளில் பாதிப்பு ஏற்படும்போது, புண் ஏற்படுத்த இயலும் காரணிகளின் கை ஓங்கும்போது புண் ஏற்படுகிறது. அமிலமும், பெப்சினும் அதிகமாகும்போதுதான் புண் ஏற்படுகிறது. அமிலச் சுரப்பற்ற நிலையில் புண் ஏற்படுவதில்லை. வயிற்றுப் புண்களால் அவதிப்படும் பெரும்பாலான நோயாளிகளுக்கு அமிலச்சுரப்பு இயல்பு நிலையிலேயே காணப்படுகிறது. சிலருக்குத்தான் அமிலச் சுரப்பு அதிகமாகக் காணப்படும். இவர்களுக்கும் இரைப்பையின் சளிச்சவ்வுப் பாதுகாப்பு நடவடிக்கையில் முதலில் பாதிப்பை ஏற்படுத்தும் காரணி களாக எச். பைலோரி தொற்று, புகைபிடித்தல் மற்றும் வலிபோக்கி மருந்துகளும் காரணப்படுகிறது.

வயிற்றுப்புண் ஏற்பட மற்ற காரணிகள்

நாள்பட்ட மனஇறுக்கம், மது, உணவு போன்றவை பெருமளவில் முக்கியத்துவம் பெறுகிறது. இதைத்தான் ஆங்கிலத்தில் Curry, worry, Harry என்ற காரணங்கள் எளிதில் விளங்குமாறு கூறுவது உண்டு. ஸ்டீராய்டு மருந்துகள் பெரிய அளவில் கொடுக்கப்படும்போது புண்கள் ஏற்படலாம். வெகு சில சமயம், இயற்கையாகவே அமிலமும் செரிமான நீரும் இயல்பை விட இருமடங்கு அதிகமாகச் சுரக்கும். குறிப்பாகப் பசி, உடற்பயிற்சி, வலப்பக்கமாகப் படுத்தல் போன்றவற்றால்

செரிமான நீர் சுரப்பு மிகையாகும் அதுபோலவே துயரம், வலி முதலியவற்றால் செரிமான நீர் சுரப்பு குறையும் இரைப்பையில் வீக்கம், மற்றும் இரத்த ஓட்டம் குறைவினாலும் எதிர்ப்பு சக்தி குறைந்து அமிலத்தால் இரைப்பை அரிக்கப்பட்டுப் புண் உண்டாகும். இது தவிர, பாரம்பரியம், தொற்று நோய்கள், வைட்டமின் பற்றாக்குறை, நாளமில்லாச் சுரப்பிகளின் செயல் மாற்றங்கள், நரம்பியல் நோய்கள் முதலியவைக்கும் வயிற்றுப் புண் ஏற்பட காரணிகளாக உள்ளன.

வயிற்றுப் புண்களின் நோய்க்குறியியல் தன்மை

பொதுவாக, நாள்பட்ட இரைப்பைப் புண் ஒற்றையாகவே ஏற்படுகிறது. 90 சதவிகித புண்கள் சிறிய வளைவில் ஏற்படுகிறது. குறிப்பாக, இரைப்பையின் இறுதிப் பகுதியில் ஏற்படுகிறது. நாள்பட்ட முன் சிறுகுடல் புண் பொதுவாக முன்சிறுகுடலின் முதல் பகுதியிலேயே ஏற்படுகிறது. 50 சதவிகித புண்கள், முன் சிறுகுடலின் முன் சுவரிலேயே ஏற்படுகிறது. முன்சிறுகுடல் புண் மற்றும் பைலோரிசின் முன் ஏற்படும் புண்ணில் இரைப்பை ஹைட்ரோகுளோரிக் அமிலம் கூடுதலாக இருக்கக்கூடும். இதேபோல், இரைப்பைப் புண்ணால் அமில அளவு சாதாரணமாகவோ அல்லது குறைவாகவோகூட இருக்கும்.

ரானிடிடின், ஒமிப்ரசோல் கண்டுபிடிப்பிற்குப் பிறகு, முன்சிறுகுடல் புண் ஏற்படும் விழுக்காடு மிகவும் குறைந்து கொண்டு வருகிறது. ஆகவே, இதற்கான அறுவைசிகிச்சைகளும் மிகவும் அரிதாகவே நடைபெறுகிறது. முன்சிறுகுடல் புண், முந்தைய காலத்தைவிட இப்பொழுது வயது முதிர்ந்தவர்களுக்கே உண்டாகிறது. மேலும், இதன் பக்க விளைவாக உண்டாகும் ஓட்டையும், இரத்த ஒழுக்கும் நடுத்தர வயதினருக்குக் குறைந்து, வயதானவர்களுக்குச் சற்று கூடுதலாக ஏற்படுகிறது. எச்.பைலோரி கிருமியும் வலிநீக்கி மருந்துகளும் இதற்குக் காரணமாக இருக்கக்கூடும். 10 சதவிகிதம் பேர்களுக்கே இரைப்பைப் புண் மற்றும் முன்சிறுகுடல் புண் ஆகிய இரண்டும் இணைந்து காணப்படுகிறது. இரைப்பைப் புண் என்று உள்நோக்கி மூலம் அறிந்த நிலையில், அதில் 10 இடங்களில் புண்ணைச் சுற்றியும் உள்ளேயும் அவசியம் திசுவை அகற்ற வேண்டும். ஏனெனில் இரைப்பைப் புண் புற்றாகக்கூட இருக்கக்கூடும். ஆகவே, திசுச்சோதனை மூலம் தீங்கற்ற கட்டியா? அல்லது புற்றா? என அறியாதவரை அறுவைசிகிச்சையை மேற்கொள்ளக் கூடாது.

அறிகுறிகள்

இது, நாள்பட்ட நோயாகக் காணப்படுவதால் நோய்க்கு நீண்டகால வரலாறு காணப்படும். அக்காலங்களில் நோய் தீவிரத்துடன்

அதிகரித்தும் காணப்படும் நிலைகள் உண்டு. முன்சிறுகுடலில் ஏற்படும் புண்களும் இரைப்பையில் ஏற்படும் புண்களும் இரண்டு வெவ்வேறு நோய்களாகக் கருதப்பட்டாலும், இவ்விரண்டு நோய்களுக்கும் கிட்டத்தட்ட ஒரே மாதிரியான அறிகுறிகளே காணப்படுகின்றன. இந்நோய்களால் ஏற்படும் முக்கிய அறிகுறி வயிற்றுவலியே ஆகும். இவ்வயிற்றுவலிக்கு மூன்று முக்கிய குணங்கள் உண்டு. அவை:
1. நடு மேல் வயிற்றில் வலி, 2. உணவுக்கும் வலிக்கும் உள்ள தொடர்பு,
3. விட்டு விட்டு ஏற்படல்.

வயிற்றுப்புண் அறிகுறிகள்

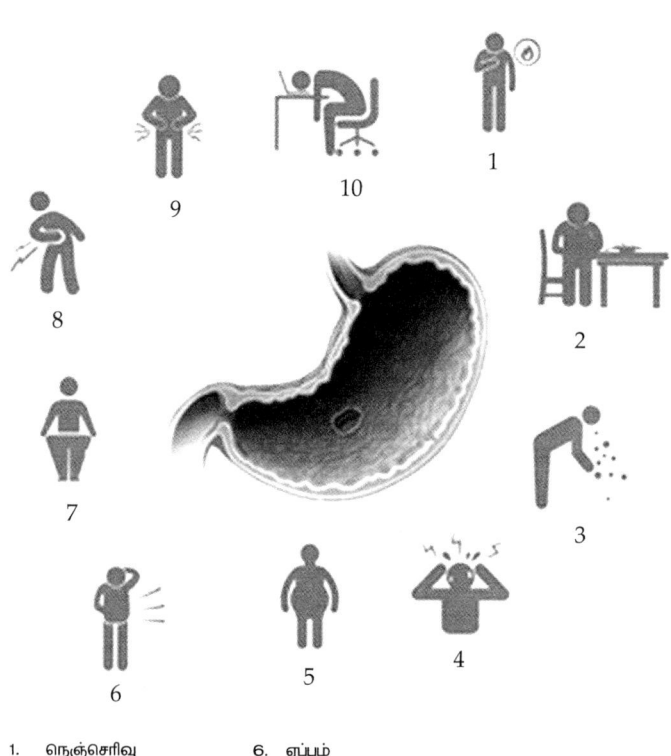

1. நெஞ்செரிவு
2. பசியின்மை
3. வாந்தி
4. குமட்டல்
5. வயிறு உப்புசம்
6. ஏப்பம்
7. எடைகுறைவு
8. வலி
9. வயிறு எரிச்சல்
10. களைப்பு

புண்கள் மீது அமிலம் படரும்போது வலி ஏற்படுகிறது. புண்கள் ஆறிய பின்னரும்கூட சிலருக்கு வலி நீடிக்கலாம். அழற்சியால்

பாதிக்கப்பட்ட சளிப்படலத்தின்மீது அமிலம் படர்வதிலும் வலி ஏற்படும். வலி நடு மேல் வயிற்றில் ஏற்படுவது போன்ற உணர்வைத் தோற்றுவிக்கும். நோயாளி இரண்டு அல்லது மூன்று விரல்களால் நடு மேல் வயிற்றினைத் தொட்டுக் காட்டுவர். இதனைச் 'சுட்டும் குறி' என்பர். வலி பகல் பொழுதில் விட்டு விட்டு ஏற்படலாம். குறிப்பாக நோயாளி வெறும் வயிற்றில் இருக்கும்போது ஏற்படுவதால் இதனை, 'பட்டினி வலி' என்பர். இவ்வலி உணவு உண்பதால் குறையக்கூடும். நோயாளி இரவில் உறங்கும்போது வலி ஏற்பட்டு, நோயாளி தூக்கத்திலிருந்து விழித்தெழ நேரும். இவ்வாறு விழித்தெழுந்ததும் நோயாளி ஏதேனும் உணவை உண்பதாலோ, ஏதேனும் பானங்களை அருந்துவதாலோ வலி குறையும். இவ்வறிகுறி ஏற்படின், நோயாளி வயிற்றுப்புண் நோயால் அவதிப்படுவதை உறுதி செய்துகொள்ளலாம். உணவு உண்பதாலோ, பால் அருந்துவதாலோ அல்லது அமில எதிர்ப்பு மருந்துகள் குடிப்பதாலோ வலி குறையக்கூடும். மேலும், ஏப்பம், வாந்தி போன்றவற்றாலும் வலி குறையும். வாந்தி எடுப்பதால் வலி குறைவதை உணரும் நோயாளிகள், தாமே தூண்டி வாந்தி எடுப்பர்.

மழைக் காலம், வசந்த காலம் - வலி மிகுதியாதல்

இவ்வாறாக ஏற்படும் வலி 1 வாரம் முதல் 3 வாரங்கள் நீடிக்கக் கூடும். இந்த சுழற்சி, ஆண்டிற்கு 3 முதல் 4 தடவை ஏற்படும். இடைப் பட்ட காலங்களில் நோயாளி நோய்க்குறிகளின்றிக் காணப்படுவர். முதலில் ஆண்டிற்கு ஒருமுறை அல்லது இருமுறை என ஏற்படும் வலி நிகழ்வு ஆரம்பத்தில் ஓரிரு நாட்கள் மட்டுமே நீடிக்கும். பின்னர் மெல்லமெல்ல வலி நீடிக்கும் காலமும் அதிகரிக்கும். நம் நாட்டில் மழைக்காலத்திலும் வசந்த, காலத்திலும் இவ்வலி மிகுந்து காணப் படுகிறது.

மற்ற அறிகுறிகள்

வாயில் எச்சில் மிகுதியாகச் சுரத்தல், நெஞ்சில் எரிச்சல், பசியின்மை, வாந்தி, வயிற்றுப்புண் நோயாளிகளில் 40% பேர்களுக்கு எப்போதாவது வாந்தி ஏற்படும். ஆனால் இரைப்பை வெளிப் புறப்பாதை அடைப்பில் தொடர்ந்து வாந்தி நீடிக்கும். ஆனால், நோய்க்குறிகள் பற்றிய தெளிவான வரலாறு 3ல் 1 பங்கு நோயாளி களிடம் காணப்படாது. குறிப்பாக, வயதானவர்களுக்கும், வலி போக்கி மருந்து எடுத்துக்கொள்பவர்களுக்கும் இது பொருந்தும்.

எடையில் மாற்றம்

சிலருக்குப் பசியின்மை, உணவு உண்டபின் வயிற்றில் சங்கடம் போன்ற அறிகுறிகள் மட்டுமே காணப்படும். ஆனால், சிலருக்கு

64 நெஞ்செரிவு முதல் வயிற்றுப்புண் வரை மருத்துவம்

எவ்வித அறிகுறிகளுமின்றி முதல் முதலாக இரத்த இழப்பு அறிகுறி களுடன்கூட மருத்துவரைச் சந்திக்கலாம்.

பரிசோதனைகள்

1. பேரியம் - எக்ஸ்ரே - அரிதாகவே செய்யப்படுகிறது
2. இரைப்பை இயக்கப் பரிசோதனைகள்
3. இரத்தப் பரிசோதனைகள், இரத்த ஒழுக்கினால் சோகை
4. உள்நோக்கிப் பரிசோதனை

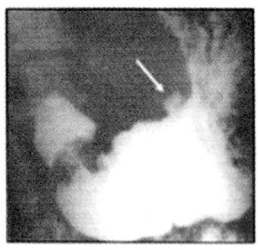

பேரியம் எக்ஸ்ரே -
இரைப்பைப் புண்

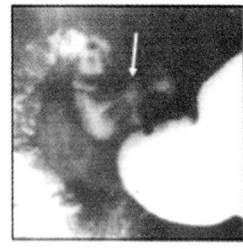

பேரியம் எக்ஸ்ரே -
முன்சிறுகுடல் புண்

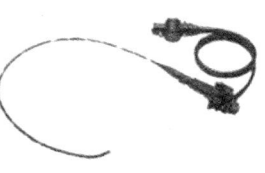

இரைப்பை உள்நோக்கி

பேரியம் எக்ஸ்ரே படங்கள் வாயிலாகவும், உள்நோக்கிப் பரிசோதனை மூலமாகவும் நோயினை அறியலாம். மேலே கூறிய இரண்டு பரிசோதனைகளில் உள்நோக்கி பரிசோதனையே சிறந்ததாகும். ஏனெனில், இதன் மூலம் புண் இருப்பதைத் தெளிவாக அறிய முடிவதுடன், திசுப் பரிசோதனை செய்யும் வாய்ப்பும் கிட்டுகிறது. அரிதாக இரைப்பைப்புண் புற்றாக உருவெடுக்கலாம் என்பதனால்

இரைப்பை உள்நோக்கி சோதனை

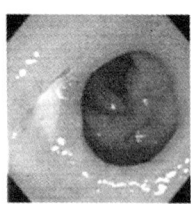

பைலோரசுக்கு முன்
தோன்றும் புண்

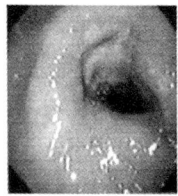

பைலோரிக் கால்வாயில்
தோன்றும் புண்

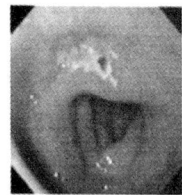

முன்சிறுகுடல் புண்

எல்லா உள்நோக்கிப் பரிசோதனைகளின்போதும் இரைப்பைப் புண்களிலிருந்து திசுப் பரிசோதனைக்கு திசு எடுக்க வேண்டியது கட்டாயமாகும். புண்கள் ஆறிவிட்டனவா? என அறிய மீண்டும்

ஒரு உள்நோக்கிப் பரிசோதனை அவசியமாகும். இரைப்பைத் திசு சோதனையும், எச். பைலோரிக்கான சோதனையும் அவசியம்.

தடுப்பு முறை

தடுப்பு முறையாகச் சரியான உணவுமுறையைக் கையாண்டு நேரத்தோடு அளவோடு உண்டு காரம், மசாலா, புளிப்பு ஆகியவைகளைத் தவிர்த்து, மிதமான புரதச்சத்து உணவுகளை உண்ண வேண்டும். மாவுப் பதார்த்தங்கள், சர்க்கரைப் பொருட்கள் மற்றும் புளிப்புப் பொருட்களை நீக்க வேண்டும். புகைபிடிக்காது, மது அருந்தாது இருக்க வேண்டும். வேகாத பொருட்களையும், வறுவல்களையும் நீக்க வேண்டும். மணத்தக்காளி, முட்டைக்கோஸ் ஆகியவைப் புண்ணை குணப்படுத்த உதவும்.

வலி போக்கி மற்றும் ஸ்டீராய்டு மருந்துகளை (மூட்டுவலி, ஆஸ்துமா மருந்துகள்) மருத்துவர் ஆலோசனையின்றி உபயோகிக்க வேண்டாம். முடிந்தால் காபி, கோலா, டீக்கு விடைகொடுங்கள். இல்லையேல் அளவுமிகக் குறைவாக இருக்கட்டும். கவலை, மன அழுத்தம், நீங்கள் எப்பொழுதும் சொல்லும் டென்ஷன் ஆகியவை களை உங்களிடம் அணுகவிடாதீர்கள். மனரீதியான நிம்மதியும் ஓய்வும் அவசியம். வயிறுக்கும் மனதிற்கும் உறவு உண்டு என்பதை மறந்துவிட வேண்டாம். மனதை ஒரு நிலைப்படுத்த யோகாவும் தியானமும் இந்நோயைத் தடுக்க உதவும். மனம் சிறப்பாகச் செயல்பட்டால் எல்லாமே நன்றாக இருக்குமல்லவா!

மருத்துவம்

மருத்துவத்தின் நோக்கம் என்னவாக இருக்க வேண்டும்

நோயாளியை அறிகுறிகளிலிருந்து விடுவிப்பது, புண்ணை ஆற வைப்பது, புண் ஏற்படாமல் தடுப்பது, எச். பைலோரி தொற்று காணப்படும்போது அவற்றை அழிப்பதன் மூலம் நோய் மீண்டும் ஏற்படாமல் தடுப்பது.

நோய் தடுப்புமுறைகள்

புண்பட்ட நெஞ்சைப் புகை கொண்டு ஆற்றாதீக்ள்

புகைபிடிப்பது புண் ஆறுவதைத் தடுப்பதால், புகை பிடிக்கும் பழக்கத்தை நோயாளி கைவிட வேண்டும். ஆஸ்பிரின் மற்றும் அழற்சி எதிர்ப்பு மருந்துகள் எடுத்துக்கொள்ளாமல் பார்த்துக்கொள்ள வேண்டும். மது வேண்டவே வேண்டாம்.

எச். பைலோரிக்கு எதிரான மருத்துவம்

இம்மருத்துவம் மிகவும் பயனுள்ளதாக உள்ளது. இக்கூட்டு மருந்தை 7-14 நாட்கள் வரை கொடுக்க வேண்டும்.

கூட்டு மருந்து (7-14 நாட்கள்)
எச்.பைலோரிக்கு என்ன மருந்து?

1. கிளாரித்ரோமைசின் 500 மி.கி. ஒரு நாளுக்கு இரு வேளை அல்லது அமாக்சிசிலின் 500 - 750 மி.கி. இரண்டு வேளை.

2. மெட்ரோனிடசோல் 400 மி.கி. இரண்டு வேளை அல்லது டினிடசோல் 600 மி.கி. இரண்டு வேளை

3. ஒமிபுரசோல் 20 மி.கி. இரண்டு வேளை அல்லது பாண்டோப்ர சோல் 40 மி.கி. இரண்டு வேளை அல்லது லான்ஸோப்ரசோல் 30 மி.கி. இரண்டு வேளை இம்மூன்று வகைகளில் அந்நோயாளிக்கு ஒன்றைத் தேர்ந்தெடுக்கலாம்.

குறைந்த கால மருத்துவம்

இக்குறைந்த கால மருத்துவத்தின் நோக்கமானது, நோயாளி களை உடனடியாக அறிகுறிகளிலிருந்து மீட்பதும் புண்களை ஆறச் செய்வதுமாகும்.

அமிலச்சுரப்பு குறைக்கும் மருந்துகள். தற்காலத்தில் என்னென்ன மருந்துகள் கொடுக்கப்படுகின்றன.

ரானிடிடின்

இதனை 150 மி.கி. 12 மணிக்கொருமுறையோ அல்லது 300 மி.கி. இரவு மட்டுமோ கொடுக்கலாம். தொடர் மருந்தாக இரவு மட்டும் 150 மி.கி. கொடுக்கலாம். 80% புண்கள் 4 வாரங்களில் ஆறினாலும் மருந்து 6 முதல் 8 வாரங்கள் தொடர்ந்து கொடுக்கப்பட வேண்டும்.

ஒமிப்ரசோல்

நாளொன்றிற்கு 20 மி.கி. எனக் கொடுக்கலாம். தொடர் மருத்துவத்தில் இதனைக் கொடுக்கத் தேவையில்லை. இம்மருந்தை வாய்வழியாக எடுத்துக்கொண்ட 3 முதல் 6 மணி நேரத்திற்குள் அமிலச் சுரப்பைக் கட்டுப்படுத்துகிறது. மீண்டும் மீண்டும் எடுத்துக் கொள்ளும்போது சில நாட்களுக்குள் முற்றிலும் அமிலச் சுரப்பை நிறுத்திவிடும்.

பாண்டோப்ரசோல்

ஒமிப்ரசோலைப் போலவே நோயைக் குணமாக்கவல்லது. இது அமிலத்தில் கெடாது வேலை செய்யக்கூடியது. ஊசி மருந்து வயிற்றுப் புண்ணினால் ஏற்படும் இரத்த ஒழுக்கிற்குப் பயன்படுத்தப்படுகிறது. தடுப்பு முறையாக மன அழுத்தத்தினால் உண்டாகும் புண்ணிற்கும் சிறந்தது. மற்ற மருந்துகளுடன் மிகக் குறைந்த அளவே பக்க விளைவு

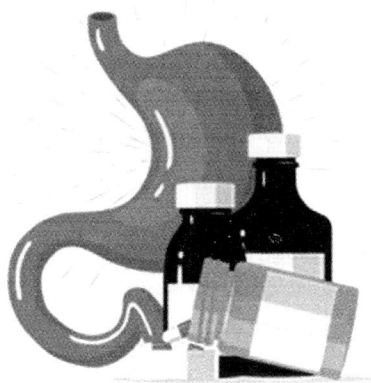

களை ஏற்படுத்தக்கூடியது. வெளிப்பூச்சுடன் மாத்திரைகளாகவும் (20, 40 மி.கி.) ஊசி மருந்தாகவும் (40 மி.கி.) பயன்பாட்டில் உள்ளது.

ரேபி பிரசோல்

மிக விரைவாக அமிலத்தன்மையைக் குறைக்கவல்லது. மேலும் இரைப்பைச் சளிப்படலத்தின் வளர்ச்சிக்கு உதவுகிறது. என்றாலும் இது ஒமிப்ரசோலுக்கு இணையானது. மாத்திரைகளாகவும் (20 மி.கி) ஊசி மருந்தாகவும் பயன்பாட்டில் உள்ளது.

எஸ்இ சிமிப்ரசோல்

எதிர்க்களிப்பு நோயாளிகளுக்கும் மற்றும் உணவுக்குழாய் அழற்சிக்கும் ஒமிப்ரசோலைவிட கூடுதலாகக் குணமளிக்கிறது. ஆனால், இரைப்பைப்புண், முன்சிறுகுடல் புண் மற்றும் எச்.பைலோரி குறைப்பு ஆகியவற்றுக்கு ஒமிப்ரசோல் போலவே குணமளிக்கிறது. மாத்திரைகளாகவும் (20, 40 மி.கி.) கிடைக்கிறது. பொதுவாக, இம்மருந்துகள் 6 வாரங்களுக்குக் கொடுக்கப்படுகிறது.

சுக்ரால்பேட்

இது, அடிப்படையில் அலுமினிய உப்பாகும். அலுமினியத்துடன் சுக்ரோஸ் இணைவதால் ஏற்படுகிறது. அமிலச் சுரப்பை இது குறைப்பதில்லை என்றாலும் புண்ணின் மேல் படர்ந்து புண்ணை ஆற்றுகிறது. இதனை 2 கிராம் அளவு 2 மணிக்கொருமுறை கொடுக்கலாம்.

அமில எதிர்ப்பு மருந்துகள் (Antacids)

சுயமருத்துவமாகப் பல நோயாளிகளால் பயன்படுத்தப்படுவதுடன், அறிகுறிகளை, குறிப்பாக வலியினைக் குறைக்கும் மருந்தாகவும்

மருத்துவத்தில் பயன்படுத்தப்படுகிறது. மிக அதிக அளவில் இவற்றைக் கொடுக்கும்போது, 4 முதல் 6 வாரங்களில் புண்களை ஆறச் செய்யலாம். ஆனால், அதிக மருந்தளவு நோயாளிகளால் ஏற்றுக்கொள்ள இயலாது. விற்பனையில் உள்ள மருந்துகள் பலவற்றில் அமிலத்தை நீர்த்துப் போகச்செய்யும் திறன் மாறுபட்டதாகக் காணப்படுகிறது.

சோடியம் பைகார்பனேட் தான் பரவலாகப் பயன்படுத்தப்படும் அமில எதிர்ப்பு மருந்தாகும். இது, எளிதில் உட்கிரகிக்கப்படாது. கால்சியம் உள்ள மருந்துகள் மலச்சிக்கலை ஏற்படுத்தும். மெக்னீசியம் உள்ள மருந்துகள் வயிற்றுப்போக்கை ஏற்படுத்தும். அலுமினியம் உள்ள மருந்துகள் உணவில் உள்ள பாஸ்பேட் உட்கிரகிப்பினைக் குறைக்கும்.

பல அமில எதிர்ப்பு மருந்துகளில் சோடியம் மிகுந்த அளவில் காணப்படுவதால் இவற்றை நாட்பட்ட சிறுநீரக செயலிழப்பு, இதய செயலிழப்பு மற்றும் வயிற்றுதிரவத் தேக்கம் உள்ள நோயாளிகளுக்குப் பரிந்துரைக்க இயலாது. இப்போது, பல மருந்துகள் மாத்திரை வடிவத்திலும் கிடைக்கின்றது. ஆனால், மாத்திரைகள் திரவ மருந்துகளைக் காட்டிலும் திறன் குறைவானதே.

தொடர் மருத்துவம்

தொடர்ந்து ரானிடிடின் மாத்திரைகளைக் குறைந்த அளவு கொடுப்பதன் மூலம் வயிற்றுப்புண் மீண்டும் ஏற்படாத வண்ணம் தடுக்கலாம். இவ்வாறு தொடர் மருத்துவம் செய்துகொள்ளும் நோயாளிகளில் 80% பேர் மீண்டும் புண்கள் ஏற்படா வண்ணம் இருக்கிறார்கள்.

நீண்ட நாட்கள் கொடுக்கப்படும் தொடர் மருத்துவத்தில் ரானிடிடின் சிறந்தனவாகும். மற்ற மருந்துகளின் பாதுகாப்பு பற்றி அறியப்படவில்லை. ஆனால் பாலுணர்வு குறையக்கூடும்.

தொடர் மருத்துவம் எப்பொழுது தேவைப்படுகிறது

1. வயிற்றுப்புண் நோயாளிகளில் எச். பைலோரி தொற்று இல்லாதவர்கள் மற்றும் எச். பைலோரி பாக்டீரியாவை ஒழிக்க மருத்துவமான மூன்று கூட்டு மருத்துவத்தைத் தாங்க இயலாதவர்கள்.

2. அறிகுறிகள் மீண்டும் மீண்டும் ஏற்படுபவர்களுக்கு தொடர் மருத்துவம் நல்லது. ஆண்டிற்கு ஓரிரண்டு முறை அறிகுறிகள் ஏற்படுபவர்களுக்கு, அறிகுறிகள் ஏற்படும்போது மட்டும் 4 முதல் 6 வாரங்கள் மருத்துவம் செய்தால் போதுமானது.

3. உயிருக்கு ஆபத்தை விளைவிக்கும் பக்க விளைவுகள் ஏற்படும் போது (எ.கா.) இரத்தக் கசிவு மற்றும் குடல் ஓட்டை ஏற்படும்போது மருத்துவம் செய்யலாம்.

4. வயதானவர்களுக்கு இந்நோயினால் ஏற்படும் அறுவை சிகிச்சை நிலையைத் தாங்க இயலாது என எண்ணும்போது, அவர் களுக்கும் தொடர் மருத்துவம் செய்யலாம்.

உணவுமுறை எப்படி இருக்க வேண்டும்?

வயிற்றுப்புண் உணவுப்பழக்க வழக்கங்களால் உண்டாகிறது என்ற ஒரு தவறான கருத்து நிலவுகிறது. எத்தகைய உணவும் புண்ணை உண்டுபண்ணுவதில்லை. ஆனால், புண் உண்டானபின் சில உணவு களால் நோயின் அறிகுறிகள் அதிகமாகலாம். வயிற்றுப்புண் நோயுள்ள வர்கள் மூன்று வேலையும் சரிவிகித உணவு நன்றாக உண்ண வேண்டும். இடையில் வலி உண்டானால் அமிலத்தைக் குறைக்கவோ, சமப்படுத்தவோ மருந்துகளைச் சாப்பிட வேண்டும். இரவு நேரத்தில் உறங்குவதற்குச் சற்றுமுன் உணவு உட்கொண்டால் அமிலச்சுரப்பு அதிகமாகிறது.

உண்ணும்போது மிக அவசரமாகவும் மிகச் சூடாகவும் உண்ணக் கூடாது. மெல்ல மென்று உண்டால் உமிழ்நீர் நிறையச் சுரந்து இரைப்பை அமிலத்தைச் சமப்படுத்த உதவும். காய்கறிகள், குறிப்பாகக் காரத்தன்மை பெற்றவைகளை அதிகம் உண்ண வேண்டும்.

புகை பிடித்தால் புண் ஆறாதா? புகை பகைதான்

புகை, இரைப்பைப்புண் ஆறுவதைத் தடைப்படுத்துகிறது. ஆனால் புகை பிடிப்பதை நிறுத்திவிட்டால் மட்டும் மீண்டும் புண் உண்டாவது தடையாகாது. ஆகையால், மருந்துகள் நன்கு வேலை செய்ய புகை பிடித்தலை முற்றிலுமாக நிறுத்த வேண்டும்.

நோயுண்டாக்கும் மருந்துகள் என்ன? சரி செய்வது எப்படி?

ஆஸ்பிரின், ஃபினைல்பூடசோன், (வலி போக்கி மருந்துகள்) கார்டி கோஸ்டிராய்டு மருந்துகள் இரைப்பையில் சளிப்படலத்தைச் சிதைத்துவிடுவதால் நோயுண்டாகும். அதனை, அமிலக்குறைப்பு மருந்துகளுடன் சாப்பிட வேண்டும்.

மருத்துவ சிகிச்சையின் நோக்கம்

அறிகுறிகளை நீக்குவதே சிகிச்சையின் முக்கிய நோக்கமாகும். அறிகுறிகள் சரியாவதும் புண் ஆறுவதும் கிட்டத்தட்ட ஒன்றே. கண்டுபிடிக்க இயலாத புண்ணுக்கு, குறிப்பிடத்தக்க அறிகுறிகள் தோன்றும். புண் உறுதியானவர்களுக்கு (10%) எந்த அறிகுறியும்

இல்லாதிருக்கும். இரைப்பை அமிலம் முக்கிய காரணமாகலாம். அமிலத்தைக் கட்டுப்படுத்துவதே சிகிச்சையின் முக்கியக் குறிக்கோள். அமிலத்தைக் கட்டுப்படுத்தக்கூடிய மருந்துகள் மருத்துவ சிகிச்சையின் தரத்தை உயர்த்தியுள்ளன.

நாட்பட்ட இரைப்பைப் புண்
திசுப் பரிசோதனை அவசியம்

சிகிச்சை ஆரம்பிக்கும்முன் நோயைத் துல்லியமாக நிச்சயித்தல் அவசியம். உள்நோக்கி மூலம் திசு ஆய்வுசெய்து, மருத்துவத்தை ஆரம்பிக்க வேண்டும். நாட்பட்ட இரைப்பைப் புண்ணுள்ள நோயாளிகளுக்கு அமிலம் சுரப்பது குறைவாக இருந்தபோதிலும் ஓமிப்ரசோல், பாண்டோப்ரசோல் போன்ற மருந்துகள் 50% நோயாளிகளுக்கு 6 வாரத்தில் புண்ணை ஆற்றுகின்றது. ஆஸ்பிரின் மருந்தும், மதுவும் தவிர்க்க வேண்டும். புகைபிடித்தலைக் கட்டாயம் நிறுத்த வேண்டும். இது புண் ஆறுவதை நிச்சயம் தாமதிக்கக்கூடியது. தனியான உணவு வகை என்று ஏதும் தேவையில்லை. எவையெல்லாம் தொல்லை தருகின்றதோ அதனை முற்றும் தவிர்க்க வேண்டும். ஆறுவார சிகிச்சைக்குப் பின் உள்நோக்கியைக் கொண்டு ஆறுவதை ஆராய வேண்டும். வலியும் இருந்து புண் ஆறாவிட்டால், திசுப் பரிசோதனை செய்து புண் தீங்கற்றதெனத் தீர்மானித்தபின் அறுவை செய்ய வேண்டும்.

அமிலத்திற்கும் புண் தோன்றுவதற்குமான உறவு பற்றிய கருத்து வேறுபாடு இருந்துவந்த போதிலும், இதற்கு அமிலக்கட்டுப்பாடு அவசியமான மருத்துவமாகும். சில சமயம் ஆறுவார காலத்தில் தானே ஆறக்கூடிய வாய்ப்புள்ள போதிலும், ஆறும்போது உள்ள வலியைப் போக்கவும், அமிலம்படுவதால் புண் விரிவடையும் வாய்ப்பை நீக்கவும் மருத்துவம் அவசியம். மெக்னீஷியம் ஹைட்ராக்சைடு போன்ற அமில எதிர்ப்பு மருத்துவம் உதவியாக இருந்தபோதிலும் அதிக அளவு உட்கொள்வதால் வயிற்றுப்போக்கு ஏற்படும்.

எச்சரிக்கை

பித்தக்கல் நோயும் இதே அறிகுறிகளைத் தோற்றுவிக்கும். புண் இருப்பது போன்ற அறிகுறிகள் கொண்ட நோயாளிகள், வழக்கமான அமில எதிர்ப்பு மருந்தினால் குணமாகாதபோது வேறு நோய் இருக்கலாம் என்று சந்தேகிக்க வேண்டும். அல்ட்ரா ஸ்கேன் பித்தக் கல்லை அறிய உதவும். அதே சமயம், கோளாறு இல்லாத மருத்துவ சிகிச்சையில் எளிதில் குணம்பெறும் நோயாளிகளுக்கு எக்ஸ்ரே, உள்நோக்கி சோதனை போன்றவை தேவையற்றது.

அறுவைசிகிச்சை

தொடர்ந்து மருத்துவ சிகிச்சை பலனளிக்காதபோதும், புற்றாக இருக்குமோ? என்று சந்தேகம் ஏற்படும்போதும் அறுவைசிகிச்சை அவசியமாகின்றன. இவற்றைச் சந்தேகித்து திசுச் சோதனை செய்ய வேண்டும். நோயைச் சரிவர அறியமுடியாதபொழுது புற்றிற்கான வாய்ப்பு மிக அதிகம் என்பதால் அறுவை அவசியம்.

அறுவையின் அவசியம் எப்பொழுது?

தாங்கமுடியாத வலி, மீண்டும் மீண்டும் வலி தோன்றுவதால் ஏற்படும் பணியிழப்பு, திருப்திகரமான சிகிச்சை பலனின்மை, கோளாறுகள். (எ.கா.) பைலோரிக் குறுக்கம், ஓட்டையாதல், இரத்த ஒழுக்கு; ஐந்தாண்டு காலமாக இருக்கும் புண்ணிற்குச் செய்யும் பொழுது ஏற்படும் அறுவை அபாயமும் புண்ணுடன் போராடும் அபாயமும் ஒன்றே.

அறுவை நோக்கம்

மிகக் குறைந்த அபாயத்துடன் அதிகமாகப் பலனளிக்கும் மருத்துவம் அறுவைசிகிச்சையே. இரைப்பைப் புண்ணும், முன்சிறுகுடற் புண்ணும் வெவ்வேறானவையாதலால் ஒவ்வொன்றுக்குமான அறுவை வேறுபடுகின்றது.

இரைப்பையின் புண்களுக்கும், முன்சிறுகுடல் புண்ணிற்கும் செய்யப்படும் அறுவைசிகிச்சை முறைகள்

வயிற்றுப்புண் - அறுவை

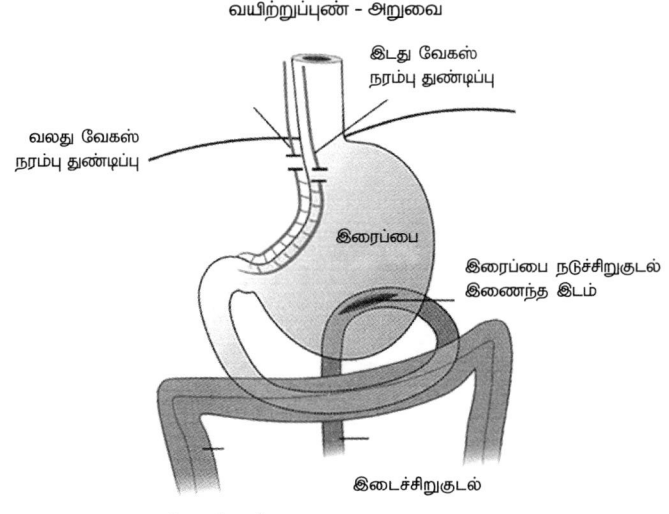

இரைப்பைப் புண் இருக்குமிடத்திற்குத் தகுந்தபடி இரைப்பை அகற்றப்பட்டு, சிறுகுடலுடன் இணைக்கப்படுகிறது.

முன்சிறுகுடலில் புண், அடைப்பு இருப்பின், இரைப்பை சிறுகுடல் இணைப்பு வேகஸ் துண்டிப்புடன் பெரும்பாலும் அறுவை மேற்கொள்ளப்படுகிறது.

வயிற்றுப் புண்ணை உதாசீனப்படுத்தாதீர்கள்
வயிற்றுப் புண்ணினால் வரும் கேடுகள் & திடீர் கேடு

ஓட்டை, இரத்த ஒழுக்கு, கருமலம் (மலத்தில் இரத்தம் கலந்த நிலை) அல்லது இரண்டும் சேர்ந்து.

நாட்பட்ட கேடுகள்

அடைப்பு, அருகில் உள்ள உறுப்புகளில் ஊடுருவல் (எ.கா.) குறிப்பாகக் கணையம் புற்று (இரைப்பைப் புண்).

11. வயிற்றுப்புண் - என்னதான் சாப்பிடுவது?

வயிற்றுப்புண் நோயாளிகளுக்கு மருந்துடன் உணவு முறைகளையும் அறிவுறுத்துவது நெடுங்காலமான மருத்துவ முறை. இதில் பல மாற்றங்கள் ஏற்பட்டு 1970 வரை சுமார் 50% மருத்துவமனைகளில் இந்நோயாளிகளுக்கு உணவு முறைகளைச் சிறப்பாக அறிவுறுத்த உணவுக்கலை வல்லுநர்கள் வேலைக்கமர்த்தப்பட்டனர். ஆனால் இப்பொழுது இரைப்பை அகநோக்கி மற்றும் பாண்டோப்ரசோல் ஆகியவற்றின் கண்டுபிடிப்புகளுக்குப் பின், இந்நோயாளிகளின் உணவு உண்ணும் முறையில் பல மாற்றங்கள் நிகழ்ந்துள்ளன.

ரோமில் கி.பி. முதல் நூற்றாண்டில் வாழ்ந்த கொர் நெலியன் செல்சஸ் என்பவர், வயிற்றுப்புண் இருந்தால் அதற்குக் கொஞ்சம் கொஞ்சமாகக் கூழான உணவு உண்டு, அமிலமுள்ள அனைத்து உணவையும் விலக்கிட வேண்டும் எனக் குறிப்பிட்டுள்ளார். இதைத் தொடர்ந்து லென்ஹார்ட்ஸ் 1901-இல் அடிக்கடி சிறிதளவு உணவு உண்பது நல்லது என்றார். இதே கருத்தினை, சிப்பியும் ஹர்ஸ்டும் சேர்ந்து சிப்பி உணவு முறை மருத்துவம் என்ற வயிற்றை உறுத்தாத பால், முட்டை, கிரீம் ஆகியவை கொண்ட உணவைச் சிபாரிசு செய்து எடுத்துரைத்தனர். இதன் மருத்துவ அடிப்படையானது இரைப்பையின் அமிலத்தன்மையைக் குறைப்பதே ஆகும். இந்த வகை மருத்துவத்திற்கான நோயாளிகள் 6 வாரம் உள்நோயாளிகளாக மருத்துவமனையில் அனுமதிக்கப்பட்டனர். இவ்வுணவுடன் நல்ல உறக்கம் வர பீனோபார்பிட்டோன் மாத்திரையும் அப்பொழுது கொடுக்கப்பட்டது.

இதன் பிறகு 1935-இல் ஆஸ்லோ பல்கலைக்கழக ஆய்வில் வயிற்றுப்புண் நோயாளிகள் 4 வாரம் படுக்கையில் முழு ஓய்வு என்று அனுமதிக்கப்பட்டு, முதல் 14 நாட்கள் சிறு வேலைகளை மட்டுமே செய்ய அனுமதிக்கப்பட்டனர். அவர்களின் வயிற்றுப் புண்ணிற்கான பக்க விளைவுகளை ஆராய்ந்த பின்னர் பால், முட்டை, சூப், வெள்ளை ரொட்டி போன்ற உணவினைக் கொடுத்தனர். 1945-இல் கோலின்ஸ் உள்நோயாளிகளாக நோயாளிகள் தங்க வேண்டியதில்லை. என முடிவு செய்து, அலுமினியம் ஹைட்ராக்சைடு திரவ அமிலம் எதிர்ப்பு மருந்தை நாள் ஒன்றிற்கு நான்கிலிருந்து ஆறுமுறை வரை கொடுத்து

இத்துடன் காரமற்ற குறைந்த நார்ப் பொருட்களையுடைய உணவை ஆறு தடவை உண்ணக் கொடுத்தனர்.

1940-க்குப் பிறகு, இரைப்பை உள்நோக்கி மற்றும் வயிற்றுப் புண்ணிற்கு எச், பைரோலி தடுப்பு (ரானிடிடின்) மருந்து கண்டுபிடித்த பின்னர், இவ்உணவு வகையைப் பின்பற்ற வேண்டுவது அவசியமா? என்ற கேள்விகள் எழுப்பப்பட்டன. ஏனெனில், பேரியம் எக்ஸ்ரே கதிர் படத்தின் மூலம் அறியப்படாத, காணமுடியாத சளிப்படலத்தைப் பற்றிய பல விளக்கங்கள் இப் புதிய கண்டுபிடிப்புகளால் சரியாக அறியப்பட்டன.

பால் உணவு

நெடுங்காலமாகப் பால் வயிற்று அமிலத்தை நடுநிலைப் படுத்துவதாக நினைக்கப்பட்டது. பாலில் கொழுப்புச்சத்து இருப்பினும் இரைப்பையில் அமில உற்பத்தியை அதிகரிக்கிறது. இதற்குக் காரணம், அதிலுள்ள புரதம் மற்றும் சுண்ணாம்புச் சத்துக்களாகும். ஒரு முன்சிறுகுடல் புண் நோயாளி, ஒரு டம்ளர் பால் அருந்த அவருக்கு 30% அமில உற்பத்தி அதிகமாகிறது. மேலும் உடலில் கொலஸ்ட்ரால் அளவையும் கொழுப்பையும் அதிகரித்து, இதய நோய்கள் வர வாய்ப்பாக அமைகிறது. பாலுடன் அமில எதிர்ப்பு மருந்துகளை உண்பவர்கள், பால்-காரக் (alkali) கூட்டுநோயால் பாதிக்கப்படுகின்றனர். இதனால் உடலில் காரத்தன்மை அதிகரித்து, சிறுநீரகம் பழுதடைகிறது.

மேலும், பாலில் உள்ள லாக்டோஸ் சிலருக்கு ஒவ்வாமையை உண்டுபண்ணக்கூடும்.

பால், வயிற்றுப்புண் நோயாளிகளுக்கு எந்த அளவு உதவும் என ஆராய வயிற்றுப்புண் நபர்களை இரண்டு குழுக்களாகப் பிரித்து, ஒன்றிற்குப் பால் பழங்களும், மற்றொன்றிற்குச் சாதாரண உணவு வகைகளும் வழங்கப்பட்டன. இவ்விரு குழுக்களை இரைப்பை உள்நோக்கி மூலம் ஆய்வு செய்ததில், நோய் குணமாவதில் மாற்றம் ஏதும் இல்லை என்று கண்டறிந்தனர். உண்மையில் 1984 வரை பால் உணவு வயிற்றுப் புண்ணிற்குச் சிறந்தது என மருத்துவர்களால் கருதப்பட்டது.

கேள்விக்குறியான பொருட்கள்

மது

பொதுவாக, வயிற்றுப்புண் நோயாளிகள் மது அருந்துவது கூடாது என்றே கூறப்படுகிறது. இருப்பினும் சில ஆய்வுகளின் மூலம் மதுவினால் இரைப்பைக்குக் கேடு என்பதைத் தெளிவாக அறிய முடியவில்லை. ஆனால், பீர் குடித்தால் பாலைப் போலவே அமிலச்

சுரப்பு அதிகமாகிறது. இதனை மனத்தில் கொண்டு வயிற்றுப்புண் உள்ளவர்கள் மது அருந்துதல் கூடாது.

காபி

வயிற்றுப்புண் நோயாளிகள் அண்மைக் காலமாகவே காபி குடிப்பது நல்லதன்று எனக் கருதப்படுகிறது. காபி, காப்பீன் அற்ற காபி, டீ, கோலா போன்றவை அமிலச் சுரப்பை அதிகரிக்கவல்லவையே. மேலும், சீனி மற்றும் பாலற்ற டீயினை அருந்தும்போது, அமிலச் சுரப்பு அதிகமாகிறது. இதனைப்போலவே நுரைவரும் பானங்கள் உணவுக்குழாயில் எதிர்க்களிப்பையும், அழற்சியையும், நெஞ்செரிச் சலையும் உண்டுபண்ணுகின்றன. மொத்தத்தில் இந்நோயாளிகள் அதிக எண்ணிக்கையில் காபியையும், நுரைதரும் பானங்களையும் தவிர்ப்பது நல்லது.

உப்பு

உப்பு அதிகமாக உண்பவர்களுக்கு மிகுதியான இரைப்பைப்புண் ஏற்படுகிறது.

வயிற்றுப் புண்ணுக்கான உணவு

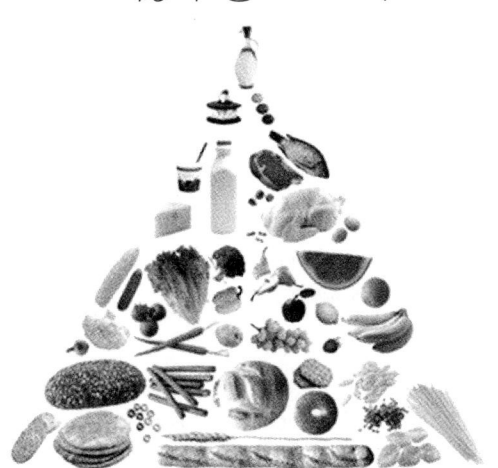

அதிகமாக உண்பது அடியிலிருந்து காட்டப்பட்டுள்ளது

மசாலா

மசாலா இரைப்பைச் சளிப்படலத்தை உறுத்தவல்லது. இதேபோல் காரமான மிளகு, மிளகாய், கடுகு போன்றவை இரைப்பை வீக்கம், சளிப்படல அழிவு, சிவப்பான தோற்றம் ஆகியவற்றை உண்டாக்கும்.

தளர்த்தப்பட்ட உணவு மருத்துவம்

1940-50-க்குப் பிறகு பல ஆய்வுகளுக்குப் பின்னர் பாலும் அடிக்கடி உண்ணும் சிறிதளவு உணவும் தேவையற்றவை எனக் கருதப்பட்டது. குறிப்பாக 1969-க்குப் பின் அமில எதிர்ப்பு மருந்துகள் கண்டுபிடிக்கப்படவே, முன்சிறுகுடல் புண் நோயாளிகளுக்கு உணவு வழக்கங்களில் மாறுதல்கள் தேவையற்றவை எனத் தெரிவிக்கப்பட்டது. ஆனால் சிகரெட், காபி, நுரைவரும் பானங்களைத் தவிர்க்க வேண்டும் என்று கூறப்பட்டது.

இப்பொழுதுள்ள ஆய்வுகள்

நார் பொருட்கள்

தவிடு நீக்கப்படாத கோதுமை உண்பவர்களுக்குத் திரும்பவும் தோன்றும் வயிற்றுப்புண் - 14%. இதேபோல் அரிசியை உண்பவர்களுக்கு 81% என்று சொல்லப்படுகிறது. இதற்குக் காரணம், தீட்டப்படாத கோதுமை இரைப்பைச் சளிப்படலத்தைப் பாதுகாக்கும் எனச் சொல்லப்பட்டாலும் பிரச்சனை கொடுக்கும் புண்களில் அதன் சாத்தியக்கூறுகள் இன்னும் அறியப்படவில்லை.

சில குறிப்பிடக்கூடிய ஆய்வுகளில், குவார் கோந்து உணவில் சேர்க்கப்படும்போது இரைப்பையிலிருந்து உணவு கீழே இறங்குவது சற்று மெதுவாக நடைபெறுவதால் முன்சிறுகுடல்புண் குணமாக வாய்ப்புண்டு என்று கண்டறியப்பட்டுள்ளது. இது, அமிலத்தன்மை யைக் குறைக்குமே தவிர, முழுவதுமாகச் சமநிலைக்குக் கொண்டு வருவதில்லை. கோதுமைத் தவிடு, பித்தநீர் ஏற்றத்தினால் உண்டாகும் வயிற்றுப்புண்ணைத் தடுக்க உதவுகிறது. ஒட்டுமொத்தத்தில் பெரும் பாலான ஆய்வுகளின் கூற்றுப்படி நார் பொருட்கள் முன்சிறுகுடல்புண் திரும்ப ஏற்படுவதைத் தடுக்கின்றன.

வைட்டமின் யூ

பச்சைக் காய்கறியிலும், முட்டைக்கோசிலும் வைட்டமின் 'யூ' உள்ளது. ஆகவே, இப்பொருட்கள் நிரந்தர உணவாகக் கிழக்கு ஐரோப்பாவில் வயிற்றுப்புண் நோயாளிகளுக்குக் கொடுக்கப்படுகின்றன.

மொத்தத்தில் மருந்துகளின் கண்டுபிடிப்புக்குப் பிறகு உணவுப் பழக்கங்களில் தீவிர, நிரந்தர மாற்றங்கள் தேவையில்லை என அறியப்பட்டுள்ளது. இரைப்பை அமிலச்சுரப்பை அதிகரிக்கச்செய்து, சளிப்படலத்தை உறுத்தக்கூடிய உணவுகளைத் தவிர்ப்பதையே நோயாளிகளின் முக்கியமான உணவு முறையில் கடைப்பிடிக்க வேண்டும். அடிக்கடி பாலருந்துவது இப்பொழுது வற்புறுத்தப்படுவதில்லை.

மசாலாப் பொருட்கள், குறிப்பாகக் கருப்பு மிளகு, சிவப்பு மிளகு மற்றும் மிளகாய், பசியைக் குறைக்கிறது. இருப்பினும் வயிற்றுக்குத் துன்பம் தரும் இப்பொருட்களைக் குறிப்பாக, நோய் அறிகுறிகள் அதிகரித்த நிலையில் தவிர்க்கவேண்டியது அவசியம்.

மதுவைத் தவிர்ப்பது அவசியம்; காபியும், காப்பீன் அற்ற காபி மற்றும் காப்பீன் உள்ள பானங்கள் அமில உற்பத்தியை அதிகரிக்கச் செய்வதால் அவற்றையும் தவிர்ப்பது நல்லது.

நார் பொருட்கள் வயிற்றுப்புண்ணைக் குணப்படுத்தும் என்று முற்றிலும் கூற முடியாவிடினும், குறைவான நார் பொருள் உணவு, உடலுக்கு ஏற்றதில்லை.

உணவு மருத்துவம் என்பது வயிற்றுப்புண்ணை ஆற்றுவதற்குச் சிறிதளவே உதவுகிறது. இருப்பினும் மருத்துவம் பெரும்பொழுது மனரீதியாகச் சிறிது காலம் மெதுவான உணவு நன்மை பயக்கும் என்றாலும் நீண்டகாலம் கடைப்பிடிக்கவேண்டிய அவசியமில்லை.

12. வயிற்றுப்புண் ஓட்டை (Perforated Peptic Ulcer)

மேல் வயிற்றில் திடீரென வலி, வயிறு வீக்கம், வலி வந்து நேரக் கூடிய நிலையில் மூச்சுவிட சிரமம், வயிறு உப்புசம் கவனம் தேவை.

வயிற்றுப்புண் ஓட்டை ஆண், பெண் 8: 1 என்ற விகிதத்தில் 45-55 வயதில் மிக அதிகமாக ஏற்படுகிறது. முன்சிறுகுடலின் மேற்பரப்பில் மிக அதிகமான அளவில் ஓட்டை உண்டாகிறது. இரைப்பையின் மேற்பரப்பில் குறிப்பாக வயிற்றின் உள் வளைவில் குறைந்த அளவு உண்டாகிறது. இரைப்பையின் அடிப்புறத்தில் மிக அரிதாகவே ஓட்டை ஏற்படுகிறது.

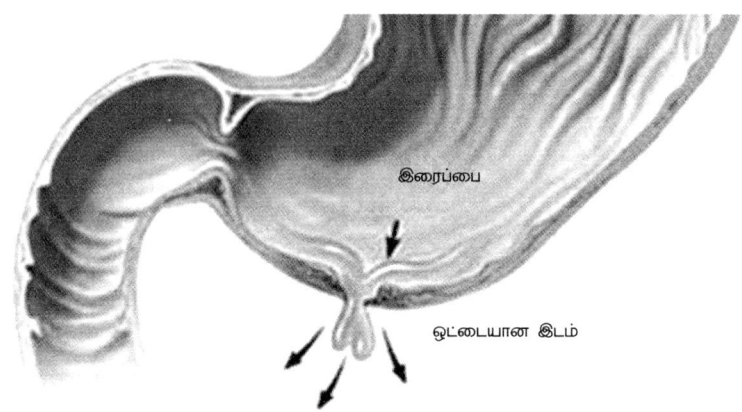

வயிற்றுப் புண்

இரைப்பை

ஓட்டையான இடம்

80 விழுக்காட்டினர் வயிற்றுப்புண் அறிகுறிகள் முன்னரே இருந்ததாகக் கூறுவார்கள். 20 விழுக்காட்டினர், அறிகுறிகளில்லாமல் நாட்பட்ட புண்ணுடன் இந்நோய்க்கு ஆளாகின்றனர். இவர்களில் சிலர், வலிபோக்கி மற்றும் கார்டிசோன் மூட்டுவலி, ஆஸ்துமா போன்றவைகளுக்கு மருத்துவம் பெறுபவராகவும் இருக்கலாம். பொதுவாக, ஓட்டை திடீரென்று ஏற்படுகிறது. இரைப்பைச் சுரப்பும், முன்சிறுகுடல் சுரப்பும் ஓட்டை மூலம் வெளியேறி, பொது உள்ளுறையைப் பாதித்து ஆரம்பத்தில் உறுத்தி, பொறுக்க முடியாத

வலியை உண்டாக்கும். ஆரம்பத்தில் வேதிப்பொருள் உறுத்தல் ஏற்பட்டு, உள்ளுறையில் நீரை அதிக அளவில் சுரக்கச் செய்யும். அப்பொழுது வலி சற்று குறையும். இச்செயல், 3-6 மணி வரை நீடித்து பிறகு பரவலான அழற்சியை உண்டாக்கும்.

இரைப்பை காலியாக உள்ளபோது ஓட்டை ஏற்பட்டு, குறைந்த அளவு அறிகுறிகளே காணப்படும். சில வேளைகளில், அறிகுறிகள் இல்லாமலே போகக்கூடும். சில சமயம், ஓட்டைக்கான அறிகுறிகள் ஏற்பட்டு பின்னர் விரைவாக மறையக்கூடும். ஓட்டை தானாக அடைபட்டுப் போவதே இதற்குக் காரணமாகும்.

அறிகுறிகள்

பெரிய ஓட்டையின்பொழுது ஆரம்பத்தில் உடல் வெளுத்து, நகரமுடியாது தவிப்புடன் இருப்பார்கள். உடற்சூடு குறைந்து நாடித் துடிப்பு அதிகமாகும். சுவாசத்தின்பொழுது, வயிறு அசைவு மிகக் குறைவாக அல்லது இல்லாது காணப்படும்.

ஓட்டை விழுந்த 3-6 மணி நேரம் கழித்து வலி உணர்வு மற்றும் விரைப்பு குறையும். குறைந்த உடல் சூடு ஏற்பட்டு, பிறகு சீராகவோ அல்லது சற்று கூடியோ தோன்றும். ஆனாலும் நாடித்துடிப்பு கூடுதலாகி குடல் அசைவற்று இருக்கும். வயிறு விறைப்புக் குறைவு என்பது ஒரு மாயையான தோற்றமே. ஓட்டை விழுந்து ஆறு மணி நேரம் கழித்து பொது வயிற்றுறை அழற்சி ஏற்பட்டு, வயிறு உப்புசத்துடன் சலனமற்றுத் தோன்றும். அப்பொழுது, வயிற்றிலுள்ள நீர் அதிகமாக உள்ளதை அறிய முடியும். நாடித் துடிப்பு அதிகரிக்க அதிகரிக்க நோயாளியின் உடல் நிலையும் மணிக்கு மணி மோசமடைகிறது என்பது வெளிப்படையான உண்மை.

பொதுவாக ஏற்படும் ஓட்டை

இதனால் வலி குறைந்தும், பொதுவான வலி உணர்ச்சி குறைந்தும் காணப்படும். குடல் அசைவு மெதுவாக இருக்கும். குறைந்த அளவு நீர் வலது, கீழ்ப்புற வயிற்றில் மேலிருந்து வந்திறங்கும். அப்பொழுது வலி வலதுபுறம் அடிவயிற்றில் வெளிப்புறம் தோன்றி, உடல் உணர்வும் அதிகரிப்பதால், குடல்வால் அழற்சி போல் தோற்றமளிக்கும். ஆகவே, ஆரம்பத்தில் வலி எங்கு தோன்றியது? என்பதை அறிவது அவசியம்.

சோதனை

நிற்க வைத்து வயிற்றை எக்ஸ்ரே படம் எடுக்க நோயை அறியமுடியும்.

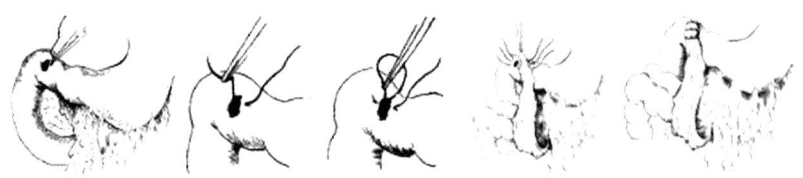

முன்சிறுகுடல் ஓட்டை கொழுப்புத்திரை கொண்டு இழைமங்களால் அடைக்கப்படுகிறது.

மருத்துவம்

நோயாளி அறுவைக்குச் சம்மதிக்கும் வரை தூக்க ஊசிகள் போடக் கூடாது. உடல்நலம் சீராக உள்ளவருக்கு அறுவைசிகிச்சையே சிறந்தது. இந்நோய்க்கு தற்பொழுது துளை அறுவைசிகிச்சையின் மூலமும் மருத்துவம் செய்யப்படுகிறது.

13. இரத்த வாந்தி (Haematemesis)

இரத்த வாந்திக்கு ஒரு காலத்தில் முனி அடித்துவிட்டது என்று வேப்பிலை அடிப்பார்கள். ஆனால் இன்று என்டாஸ் கோபி என்ற உள்நோக்கி கண்டுபிடிப்புக்குப் பிறகு இந்நோய்க்கான காரணங்கள் துல்லியமாக அறியப்படுகின்றன.

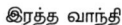

இரத்த வாந்தி

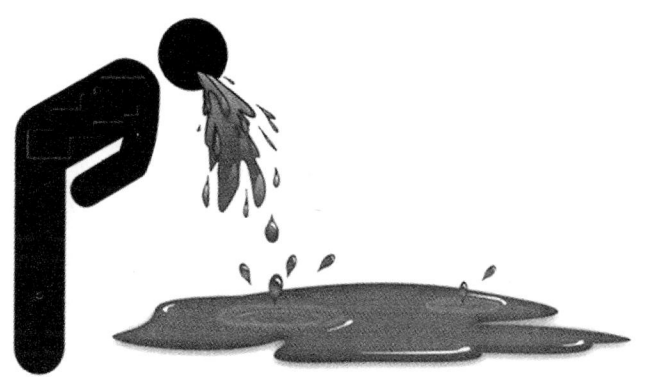

இரத்த ஒழுக்கு உடலில் எங்கு நிகழ்ந்தாலும், சாதாரணமாக அதற்குக் காரணமான இரத்த நாளங்கள் சுருங்கி, அவற்றில் இரத்தத் துகள்கள் பிளேட்லட் ஒன்று சேர்ந்து அடைத்துக் கொள்வதால், இரத்த உறைவு ஏற்படுகிறது. இதுவே சில நோய்களாலும், மருந்துகளாலும் பாதிக்கப்பட்டு, இயற்கையின் சக்தியை மீறிய நிலையில் இரத்த ஒழுக்குக்குப் பிறகு இரத்த வாந்தி உண்டாக வழியமைக்கிறது.

இரத்த வாந்தி ஏற்பட முக்கியமான காரணம் வயிற்றுப் புண்ணே ஆகும். முன்சிறுகுடலில் தோன்றும் புண்ணினால்தான் சுமார் 50% பேருக்கு இரத்த வாந்தி ஏற்படுகிறது. இதற்கு அடுத்தபடியாக இரைப்பைப் புண்ணினால் இரத்த வாந்தி ஏற்படுகிறது. இவ்விடங்களில் உள்ள சளிப்படலம் அரிக்கப்பட்டு சிதைந்துவிடுவதுதான் காரணமாகும். இவ்வகை அரிப்பு அல்லது புண், அதிக அமிலம் சுரப்பது அல்லது எக்களிப்பு காரணமாக முன்சிறுகுடலுக்கு மேலே பித்தநீர் செல்வதால் ஏற்படக்கூடும்.

இரைப்பைப் புண் நாள்பட்ட நிலையில் அல்லாமல் திடீரென்று கூட ஏற்பட வாய்ப்பு உண்டு. ஆஸ்பிரின், பூட்டாசோலிடின், இன்டோமெத்தசின் போன்ற வலி நிவாரணிகளும் கார்டிசோன் மருந்துகளும் இரைப்பை முழுவதும் இரத்தக் கசிவை உண்டாக்கி இரத்த வாந்தியை ஏற்படுத்தும் ஆற்றலுடையன. சில சமயம் தெரிந்தோ தெரியாமலோ அருந்தப்படும் கார, அமிலங்களினாலும் (acid, alkali) இரைப்பைப் புண் ஏற்பட்டு இரத்த வாந்தி ஏற்படும்.

இரத்த வாந்தி ஏற்படக் காரணங்கள்

மது அருந்திய பின் உணவுக்குழாயில் வெடிப்பு ஏற்படுதல், இரைப்பை ஏற்றம், உணவுக்குழாய் அழற்சி, உணவுக் குழாய்ப்புற்று, இரைப்பைப் புற்று, கணையப் புற்று, பாரம்பரிய இரத்த ஒழுக்கு நோய் (ஹிமோபிலியா) ஆகியவை காரணமாக இரத்த வாந்தி ஏற்படும்.

போர்ட்டல் சிரைகளில் அதிக அழுத்தம் ஏற்படும்போது உணவுக்குழாயில் உள்ள சிரைகள் வீங்கித் தடித்துக் காணப்படும். இந்நிலையில், இருமல் அல்லது முக்குதல் காரணமாகச் சிறு அழுத்தம் ஏற்படும்பொழுதுகூட, கட்டுக்கடங்காத இரத்த வாந்தி ஏற்படும். இது, பெரும்பாலும் இன்றைய நிலையில் மது அருந்துபவர்களுக்கே மிகவும் அதிகமாகும். உணவு மண்டலத்தில் ஏற்படும் இக்காரணங்களைத் தவிர, தலையில் ஏற்படும் அடியின் காரணமாக மண்டை ஓட்டின் அடிப்பாகத்தில் விரிவு ஏற்பட்டுக் கசியும் இரத்தம், ஈறு, சில்லு மூக்கில் ஏற்படும் இரத்த ஒழுக்கு முதலியவை இரைப்பைக்குள் சென்று இரத்த வாந்தியாக வெளிவரும்.

காசநோய், இதய வால்வு குறுக்கம் போன்ற நோய்களினால் சில சமயம் நுரையீரலிலிருந்து இரத்தம் வெளிவருவதும் உண்டு. இது சளியுடன் கலந்து காணப்படும். நுரையீரலிலிருந்து வெளிவரும் இரத்தம் நுரையுடனும் சளியுடனும் இருப்பதை அறிந்தால் இரத்தம் உணவு மண்டலத்திலிருந்து வெளிவருவதைச் சுலபமாக வேறுபடுத்தி அறிந்துகொள்ளலாம்.

அறிகுறிகள்

இரத்த வாந்தி எடுத்தவரின் உடலில் சுமார் 500 மி.லி. இருந்து 1000 மி.லி. இரத்தம் வெளியேறும் வரை இரத்தக் குறைவிற்கான அறிகுறிகள் தெரியாது. சிறிய அளவில் இரைப்பையில் இரத்தக் கசிவு இருப்பின் வாந்தியில் வரும். இரத்தம் கருநிறமாகக் காணப்படும். இரத்தக் கசிவு அதிகமாக ஏற்பட்டால் சிரைகள் கழுத்தில் சரியாகத் தெரியாது. நோயாளிக்குப் பலவீனம், வியர்வை, தாகம், மயக்கம், நாடித் துடிப்பு அதிகரிப்பு, இரத்த அழுத்தக் குறைவு, வாந்தி ஏற்படும் உணர்வு, கை கால் குளிர்ந்த நிலை போன்ற அறிகுறிகள் உண்டாகும். இந்நிலை தோன்றியபின் உடல்நிலை சீர்கெட்டுக் காணப்படும். இப்படிப்பட்ட

அறிகுறிகளுடன் இதய, சிறுநீரக, கல்லீரல் பழுது இருப்பின், நோயாளிக்கு இறப்பு நேரிட வாய்ப்பு உண்டு.

மது அல்லது மாத்திரை அருந்திய பின்பு, இரைப்பையில் புண் அல்லது புற்று உள்ள நோயாளிக்கு இரத்த வாந்தி ஏற்பட்டால், இறப்பு ஏற்பட அதிக வாய்ப்பு உண்டு. 50 வயதிற்கு மேல் இரத்த வாந்தி ஏற்பட்டாலும் இறப்பு அதிக அளவில் ஏற்படும். இரத்தக் குழாய்கள் தடிப்புதான் இதற்குக் காரணம்.

குடலில் இரத்தம் கசிந்து செல்லும்பொழுது, பல மாறுதல்கள் நிகழும். இரத்தக் கசிவு குறைவாக இருந்தால் வாந்தியாக வராது; மலத்துடன் சேர்ந்து கருமலமாக வெளியேறும். ஆனால், இரத்தக் கசிவே இரத்த ஒழுக்காக மாறி அதிகமாக ஏற்படும்போதுதான் வாந்தி ஏற்படுவதோடு மலம் கருநிறமாகவும் வெளிவரும். இரத்தம் உடலில் செரிமானமாகும்போது இரத்தத்தில் யூரியா அதிகமாகி இரத்தத்தில் கலந்து மேலும் கெடுதலை விளைவிக்கும்.

இரத்த வாந்தியின் மூலகாரணத்தைக் கண்டுபிடிக்க உதவும் அறிகுறிகள்

குடல் புண்ணுக்கு வயிற்று எரிச்சலும், போர்ட்டல் இரத்த அழுத்த நோய்க்கு (குடிகாரர்களுக்கு) வயிற்றில் நீரும் காணப்படும். மது அருந்துவதால் ஏற்பட்ட வாந்திக்குப் பின் பொதுவாக உணவுக்குழாய் வெடிப்பு ஏற்படும். இவை தவிர தலைவலி, மூட்டுவலி, ஆஸ்துமா போன்ற நோய்களுக்கான மருந்து உட்கொண்டதை இரைப்பை உள்நோக்கிக் கருவியின் மூலம் மிகத் துல்லியமாக உணவுக்குழாய், இரைப்பை, முன்சிறுகுடல் ஆகியவற்றில் உள்ள நோய்களையும் நேரடியாக இரத்த ஒழுக்கு நிகழும் இடத்தையும் அறிய முடியும்.

தடுப்பு முறையாகக் காபி, தேநீர் குடிப்பதை நிறுத்தவும். மிகை சூடான, மசாலா, கார உணவு உண்ண வேண்டாம். அல்லது குறைத்துக் கொள்ளவும். புகை உங்களுக்குப் பகை என முடிவு செய்யுங்கள், மதுவும் வேண்டவே வேண்டாம்.

மருத்துவம்

இரத்த வாந்தி எடுத்தவுடன் நோயாளியைப் படுக்கையில் கிடத்தி ஓய்வு எடுத்துக்கொள்ளச் செய்ய வேண்டும். இந்நிலை, நோயாளி உணர்ச்சிவசப்படாமல் பயமின்றி இருக்க உதவுகிறது.

பெருமளவில் ஏற்படும் இரத்த வாந்திக்கு மாற்று இரத்தம் செலுத்துவதே மருத்துவமாகும். இரத்தம், உடலிலிருந்து எவ்வளவு வெளியேறி உள்ளது என்பதை அறிந்து, உடனே இரத்தம் கொடுக்க வேண்டும்.

உடலில் இரத்தம் அதிகமாக வெளியேறிய இரத்த அளவு குறைந்த தற்கான அறிகுறியாக மூக்கு நுனி குளிர்தல், உடல் விறைப்பு அதிகரிப்பு, நெற்றியில் முத்துப்போன்ற வியர்வைத்துளி, மற்றும் கை, கால் சில்லிட்டுப் போதல் ஆகியவை காணப்படும். கண் பார்வையின்மை மிக அரிதாகவே ஏற்படுகிறது.

இந்நோயாளிகளுக்கு அறுவை மருத்துவரும் பொது மருத்துவரும் இணைந்து செயல்பட வேண்டும். வயிற்றுப்புண் உள்ளவர்களுக்கு இரத்த வாந்தி எடுத்தால், இரைப்பை உள்நோக்கி மூலம் இரத்தம் வரும் இடத்தைக் கண்டுபிடித்து, எலக்ட்ரோகாட்டரி அல்லது லேசர் மூலம் இரத்தக் கசிவை நிறுத்தமுடியும். சில சமயம், இவைகளின்றி இரத்தம் உறைய வைக்கும் மருந்து அல்லது கிளிப் மூலமாகவோ இரத்தக் கசிவை நிறுத்துவது நவீன மருத்துவமாகும்.

நோயாளி ஆஸ்பிரின், கார்டிசோன் மற்றும் கார்டிசோன் அற்ற அழற்சி எதிர்ப்பு மருந்துகளை உடன் நிறுத்த வேண்டும்.

இரத்த வாந்தி பொதுவாக மதுவினால் ஏற்படுகிறது

நாட்பட்ட கணைய அழற்சி, கணையப்புற்று அல்லது திடீர் கல்லீரல் அழற்சி சிரை இரத்தப்படிவு ஆகியவற்றால் மண்ணீரல் சிரை அடைப்புக்கு உள்ளாகி, போர்ட்டல் சிரை அடைப்புக்கு உள்ளாகாமல் தப்பித்துக்கொள்ளும். நாளடைவில், மதுவினால் ஏற்படும். கல்லீரல் இறுக்கி நோயினால் ஏற்படும். இன்றைய நிலையில் மதுவினால் உண்டாகும் கல்லீரல் இறுக்கி நோய் மிக அதிகம். ஆகவே, சற்று கூடுதலாக செய்திகளுடன் விரிவாக அறிவோம்.

போர்ட்டல் மண்டலச் சிரை இணைப்புகளுடன் கூடிய வீக்கம், உணவுக்குழாய் இரத்த ஒழுக்கு ஏற்படுவதற்கு முன்னரே ஏற்பட்டு விடுகிறது. உணவுக்குழாய் சிரை வீக்கம், பேரியம் விழுங்கிய எக்ஸ்ரே அல்லது இரைப்பை உள்நோக்கி மூலம் அறியமுடியும்.

இணை இரத்த ஓட்டம்

கல்லீரலுக்குச் செல்லும் அல்லது பெருகிவரும் இரத்த ஓட்டத்தில் அடைப்பு ஏற்படும்பொழுது, அதன் காரணமாக உடலில் பல இணைப்பு இரத்த ஓட்டம் புதிதாகத் தோன்றும். அடைப்பு கல்லீரலுக்கு முன் இருப்பின், கல்லீரல் தமனியுடன்கூட இணைந்து வரும் சிரைகளுடன் போர்ட்டல் சிரையும் தடித்துக் காணப்படும். அப்பொழுது, குறிப்பாக உணவுக்குழாயில் உள்ள சிரைப்பின்னல்கள் (இரத்தக் குழாய்கள்) பெருத்துக் காணப்படும்.

உணவுக்குழாய் சிரை (இரத்த நாள) வீக்கம்

உணவுக்குழாய் சிரைவீக்கம் என்று பொதுவாகச் சொன்னாலும் இவை உணவுக்குழாயைத் தாண்டி இரைப்பையினுள்ளும் வீங்கிக் காணப்படும். இப்பெருத்த சிரை, சளிப்படலத்திற்குக் கீழே காணப்படும். போர்ட்டல் சிரை இரத்த ஓட்டத்தின் அழுத்தமே இதற்கு முக்கிய காரணம் ஆகும். உணவுக்குழாய் அடிப்பாகத்தில் இரைப்பை சேருமிடத்திற்கு மேல் சுமார் 10 லிருந்து 15 செமீ. நீளத்திற்கு இவ்வீக்கம் காணப்படும். இந்தச் சிரைகள், உணவுக்குழாயைத் துளைத்துச் செல்லும் சிரைகள் வழியாக உணவுக்குழாயைச் சுற்றியுள்ள சிரைப் பின்னல்களில் சேரும். இரத்தக் கசிவு அல்லது திடீர் இரத்த ஒழுக்கு உணவுக்குழாயின் பெருத்த சிரையில் கடைசி 5 செ.மீட்டர்களிலேயே அதிகமாக ஏற்படுகிறது.

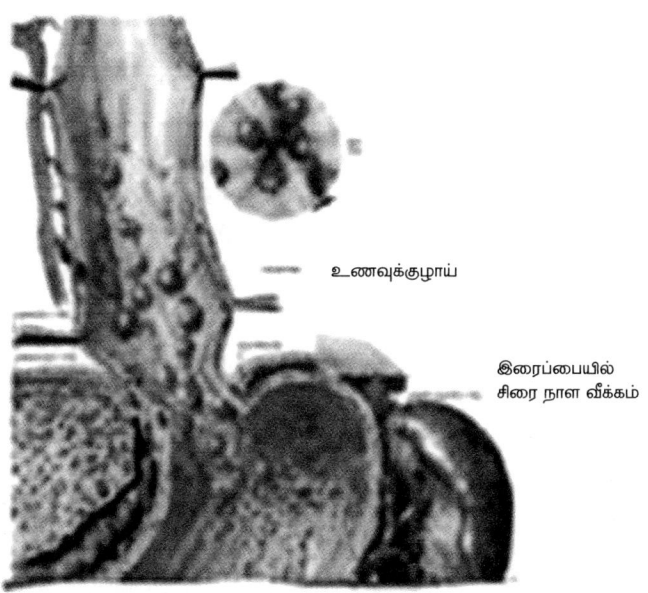

உணவுக்குழாய்

இரைப்பையில்
சிரை நாள வீக்கம்

பெருத்த சிரைகளைக் கண்டறியும் விதம்

உள்நோக்கி மூலம் பெருத்த சிரைகளையும் அவற்றில் ஏற்படும் இரத்த ஒழுக்கை, உணவுக்குழாய் அடிப்புறமும் இரைப்பையின் மேற்புறமும் அறிய முடியும். சில சமயம் இரைப்பையின் இரத்த உறைவுக் கட்டிகளால் இரத்த ஒழுக்கு எங்கு ஏற்படுகிறது? என்பதை அறிவதில் சிரமம் ஏற்படும். அப்பொழுது இரைப்பை முன்சிறுகுடலில் உண்டாகும் இரத்த ஒழுக்கை வேறுபடுத்தி அறிய வேண்டும்.

எக்ஸ்ரே படம்

பேரியம் மாவு உண்டபின்பு எக்ஸ்ரே மூலம் உணவுக்குழாயில் பெருத்த சிரையை அறிய முடியும். அவை பேரியத்தில் சிறு சிறு குமிழ்களைப் போல முத்து முத்தாக நீட்டிக்கொண்டு காணப்படும். இந்நோயை மிகத் துல்லியமாக எக்ஸ்ரேயைவிட உள்நோக்கி மூலமே அறிய முடியும். இச்சோதனையில், உயர் செரிமான மண்டலப் பாதையில் நாளங்கள் வீங்கித் தடித்திருப்பதை அறிய முடியும்.

பெருத்த சிரைகள் போர்ட்டல் மிகை அழுத்தத்தினால் காணப் படுவதற்கான காரணங்களைப் போர்ட்டல் இரத்த உறைவு, கல்லீரல் இறுக்கம் ஆகியவற்றை ஊடுகதிர் நிறமிடப்படங்களால் அறிய முடியும். அல்ட்ரா சவுண்டு படத்தின் மூலம் மண்ணீரல் பெருக்கத்தில் கல்லீரல் நோயினையும் அறியலாம். போர்ட்டல் சிரையில் அமைப்பினையும் உணரலாம்.

உணவுக்குழாய் பெருத்த சிரை இரத்த ஒழுக்கிற்கான மருத்துவம்

இரத்த ஒழுக்கு உள்ள நோயாளிகள் மருத்துவமனைக்கு வரும்பொழுது, மூன்றில் ஒருவருக்கு இரத்த ஒழுக்கு தானாகவே நின்றுவிடுகிறது. மற்ற ஒருவருக்கு இரத்தக் கசிவு மட்டும் காணப் படுகிறது. மூன்றாமவருக்குத்தான் அதிக இரத்த ஒழுக்கு ஏற்படுகிறது. இரத்த ஒழுக்கிற்கான மருத்துவம் நான்கு நிலை ஆகும்.

1. பொது மருத்துவம்

நோயாளியின் இதய, நுரையீரல் இயக்கத்தைச் சமநிலைப்படுத்துவது, தேவையான இரத்தம் கொடுப்பது. கல்லீரல் பழுதுள்ளபொழுது சோடியம் உடலில் தங்கிவிடும். தூக்கம், மன அமைதி மருந்துகளைக் கொடுக்கும்பொழுது மிகக் கவனமாகக் கொடுக்க வேண்டும். ஏனெனில் பெரும்பாலான மருந்துகள் கல்லீரலிலேயே வளர்சிதை மாற்றம் அடைகின்றன.

தற்பொழுது உள்நோக்கி மூலம் சிரையில் ஏற்படும் இரத்த ஒழுக்கை நிறுத்துவதற்கு மருந்து கொடுக்கப்படுகிறது. இம் மருந்துகள் இரத்தக் குழாய்களைக் கடினமாக்கி, இரத்த ஒழுக்கை சுமார் 90% நிறுத்துகின்றன.

2. இரப்பர் வளையமிடல்

இரப்பர் வளையங்கள் வீங்கிய சிரை நாளங்களில் இரத்தக் கசிவை நிறுத்தப் பயன்படுகின்றன.

3. டிப்ஸ் (TIPPS)

கழுத்தில் உள்ள இரத்தக் குழாய் வழியாக போர்ட்டல் சிரைக்கும் கல்லீரல் சிரைக்கும் இடையில் ஒரு அடைப்பு நீக்கிக் குழாய் செருகப்படும். இதன் மூலம் போர்ட்டல் சிரைகளில் அழுத்தம் குறைக்கப்படும்.

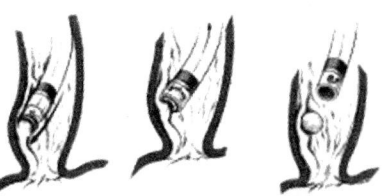

இரப்பர் வளையமிடல் - உள்நோக்கி மூலம் வீங்கிய இரத்தக்குழாய் உறிஞ்சப்பட்டு வளையம் பொருத்தப்பட்டுள்ளது. இதன் காரணமாக, அவ்விடத்தில் இரத்தக்குழாய் அழிவுற்று வடு ஏற்படுகிறது.

4. புரோபனலால் (Propranolol)

புரோபனலால் மருந்து 80-160 மி.கி. வரை தினமும் கொடுக்கப் பட்டு போர்ட்டல் சிரைகளில் இரத்த அழுத்தம் குறைந்து இரத்த ஒழுக்குக் கசிவுகள் வராது பாதுகாக்கப்படுகிறது.

அறுவைசிகிச்சை

கல்லீரல் மாற்று அறுவையும், கழுத்து இரத்தக்குழாய் வழியாகக் கல்லீரலுக்குள் நுழைந்து, போர்ட்டல் பொது இரத்த ஓட்ட அடைப்பு நீக்கிக் கொடுத்தல் (TIPPS) சிகிச்சைகளுக்குப் பிறகு, அறுவை சிகிச்சைகள் அரிதாகவே நடைபெறுகிறது.

சிரை இரத்த ஒழுக்கத்திற்கு மருத்துவம்

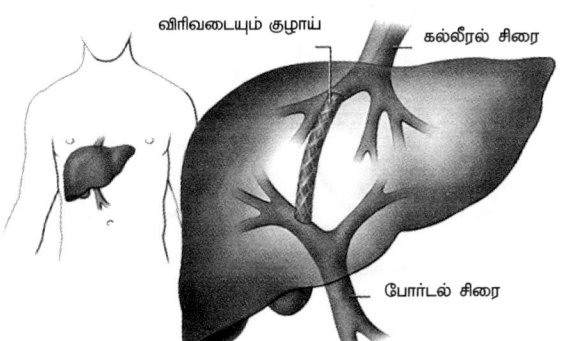

டிப்ஸ் அறுவை சிகிச்சை

இரத்த வாந்தியிலிருந்து விடுபட்ட நோயாளிகள், குணமானபின் காபி, டீ, சிகரெட், மது போன்றவற்றை அருந்தக் கூடாது. மசாலாப் பொருட்களையும் சூடான பொருட்களையும் ஒதுக்கி, உணவு உண்டால் இரத்த வாந்தி வராமல் தடுக்கலாம்.

14. நாட்பட்ட வயிற்றுப் புண்ணினால் ஏற்படும் இரைப்பை அடிப்புறக் குறுக்கம் (Pyloric Stenosis)

நாட்பட்ட வயிற்றுப்புண்ணில் தினமும் வாந்தி, வாந்தி, வாந்தி என தொடர் கதையாக இருக்கும். வாந்தி எடுத்த நீர் நாற்றமடிக்கும். உணவைத் தவிர்க்க நேரிடும். இதுவே இரைப்பை அடிப்புறக் குறுக்கம். முன்சிறுகுடல் அல்லது பைலோரிஸ் அடிப்புறம் ஏற்படும் புண் ஆறும்பொழுது, நார்த்திசு மயமாகி அடைப்பை ஏற்படுத்தும். மிக அரிதாக இது புற்று காரணமாகக்கூட ஏற்படும். இக்குறுக்கம் பெண்களுக்கு அறிகுறிகளின்றி மெதுவாகத் தோன்றும். ஆனால், புண் உள்ள வரலாறு நீண்ட காலம் இருப்பின், புண்ணிற்கான அறிகுறிகள் புண்ணிற்கானது போலன்றி மாறிக் காணப்படும்.

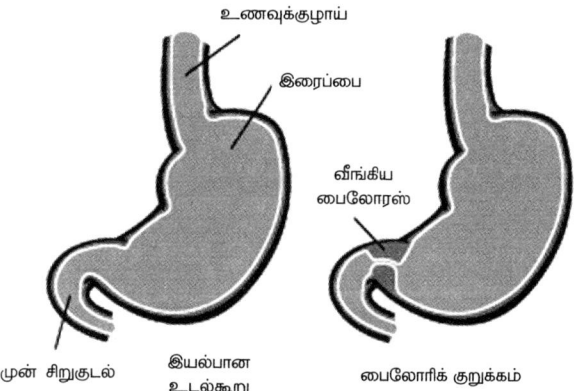

பைலோரஸ் குறுக்கம்

அறிகுறிகள்

உணவுக்கும் வலிக்கும் உள்ள தொடர்பு அற்றுக் காணப்படும். வலியும், வயிறு உப்புசமும் மாலையில் அதிகமாக உணரப்படும். நோயாளி, காலையில் சாதாரணமாக உணவு உண்டு, பகல் உணவைச் சிறிதாகக் குறைத்து, இரவில் வயிறு நிறைந்துள்ளதாகக் கூறி உணவைத் தவிர்த்துவிடுவார்கள். பொதுவாக, மாலையில் முடை நாற்றத்துடன் நுரையுடன் மிக அதிகமான அளவு வாந்தி எடுப்பார்கள். இதில் முந்தைய நாள் உண்ட உணவு வகைகள் செரிக்காமல் அப்படியே

வாந்தியுடன் வெளியேறியதை, நோயாளி தங்கள் வரலாற்றில் கூறுவார்கள். வாந்திக்குப் பிறகு எந்த அறிகுறிகளின்றிக் காணப்படுவார்கள்.

சோதனையில், வயிறு பெருத்து நீண்டு காணப்படும். மேலும் இதன் அலை வயிற்றின் மேல் இடப்புறமிருந்து பந்து போல் உருண்டு வலப்புறமாக வரும். வயிற்றைக் குலுக்க, நீர்ச் சத்தம் கலகலவென்று காதில் கேட்கும். உடலில் காரத்தன்மை அதிகமாவதால் இந்நோயாளிகள் சில சமயம் தடுமாறிப் பேசுவார்கள். பேரியம் எக்ஸ்ரே படத்தில் வயிறு பெரிதாகவும், கீழேயும் தொய்ந்து, செரிக்காத உணவுடன் சேர்ந்து காணப்படும். பேரியம், இரைப்பையை விட்டுக் கீழே சிறுகுடலுக்குள் செல்வதில் ஏற்படும் தாமதத்தை எக்ஸ்ரே மூலம் அறிய முடியும்.

பரிசோதனை

இரவு முழுவதும் உணவு உட்கொள்ளாது காலையில் உள்நோக்கி மூலம் சுருக்கத்தை அறியலாம். மேலும், இச்சோதனை மூலம் புற்றுக்கட்டி அடைப்புகளை வேறுபடுத்திக் காணமுடியும். பேரியம் எக்ஸ்ரே படங்கள் இச்சோதனைக்கு அரிதாகவே பயன்படுகின்றன.

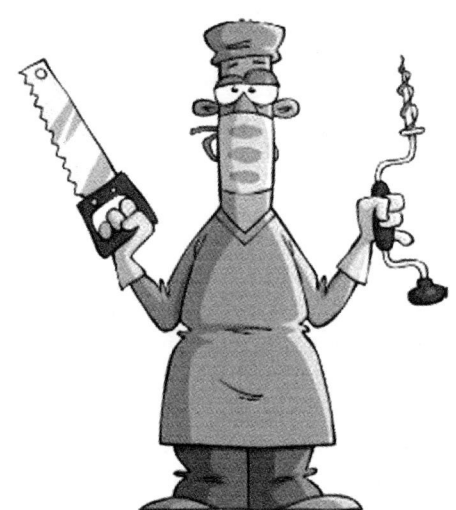

அறுவை சிகிச்சை அவசியம்

இன்றைய நிலையில் இவ்விதமான இரைப்பை அடிப்புறக் குறுக்கம் ஒமிப்ரசோல், பாண்டோப்ரசோல் பயன்பாட்டிற்குப் பிறகு மிகவும் குறைவாகத் தோன்றுகிறது. இருப்பினும் குறுக்கம் மருத்துவத் திற்குக் கட்டுப்படாதபோது அறுவைசிகிச்சையே சிறந்தது.

15. இரைப்பைப் புற்று (Gastric Cancer)

நாள்பட வாந்தி, இரத்தச்சோகை: எச்சரிக்கையாக இருக்கவும்

40 வயதுக்குப் பிறகு அஜீரணம், சாப்பிட சிரமம், பசியின்மை, இரத்தச்சோகை, எடை குறைவு, உடல் சோர்வு, சில சமயம் வாந்தி இருப்பின் இரைப்பைப் புற்றை சந்தேகிக்கவும்.

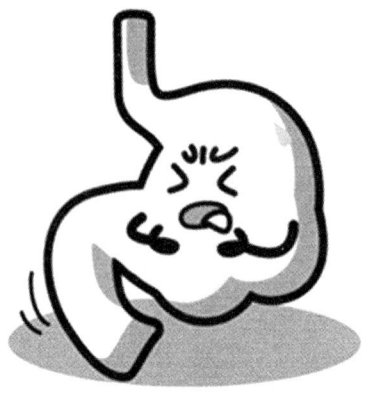

ஆண்களுக்கு உண்டாகும் புற்றுகளில் அதிகம் ஏற்படுவது இரைப்பைப் புற்று. உலகத்தில் நாட்டுக்கு நாடு இறப்பு விகிதம் வேறுபட்டுள்ளது. ஜப்பான், சிலி, பின்லாந்து, அயர்லாந்து நாடுகளில் மிக அதிகமாகவும் இந்தியாவில் குறைந்தளவும் இரைப்பைப் புற்று ஏற்படுகிறது. இந்தியாவில் புற்று தோன்றும் விழுக்காட்டில் தமிழ்நாட்டில்தான் அதிக விழுக்காடு. குறிப்பாக, ஆண்களுக்கு உண்டாகிறது. இப்புற்று 50-லிருந்து 70 வரை சாதாரணமாகக் காணப்படுகிறது. உலகம் முழுவதும் ஆண், பெண் விகிதம் 2:1 என்ற அளவில் தோன்றுகிறது. பூமத்திய ரேகைக்குத் தொலைவில் உள்ள நாடுகளில் மிகக் குறைந்த அளவு சமூக, பொருளாதாரச் சூழ்நிலையில் வசிக்கும் அடித்தள ஏழை மக்களிடத்தில் இப்புற்று அதிகமாகக் காணப்படுகிறது. நம் நாட்டில் ஆண்டுக்கு ஆண்டு இப்புற்று நோயால் பாதிக்கப்படுபவர்களின் எண்ணிக்கை கூடிவருகிறது. நகரம், கிராமம் என்ற வேறுபாடின்றி இப்புற்றுநோய் தோன்றுகிறது. கடந்த 30 ஆண்டுகளாக, சுவிட்சர்லாந்து, அமெரிக்கா, ஸ்காண்டிநேவியா

போன்ற நாடுகளில் இப்புற்று விழுக்காடு மிகவும் குறைந்துவருகிறது. சாதாரணமாக இரைப்பையின் அடிப்பகுதியில், குறிப்பாக உள்பக்கம் வளைந்த பகுதியில் இப்புற்று தோன்றுகிறது. இரைப்பையில் எவ்விடத்தில் புற்று ஏற்படுகிறது என்பது, அறுவைசிகிச்சை மருத்துவத்திற்குப் பிறகு எவ்வளவு காலம் உயிர் வாழ்வார்கள் என்பதைப் பற்றிக் குறிப்பிட உதவும். எடுத்துக்காட்டாக, மேற்புற இரைப்பையில் காணப்படும் புற்று மிகக் கொடியது. இரைப்பையின் கீழ்ப்புறமும், நடுவிலும் (body) உண்டாகும் புற்று அடித்தள மக்களிடம் அதிகமாகவும், மேற்புறப் புற்று மேட்டுக்குடி மக்களுக்கு அதிகமாகவும் ஏற்படுகிறது. இவ்வகைப்புற்று, எச். பைலோரி தொடர்புடன் உண்டாவதில்லை. ஆனால், கீழ்ப்புற இரைப்பை நடுப்பகுதியில் தோன்றும் புற்று எச். பைலோரி தொடர்புடன் உண்டாகிறது.

இரைப்பைப் புற்று பரவும் விதம்

1. நேரடி ஊடுருவுதல்

இரைப்பைச் சுவற்றில் நேரடியாக ஊடுருவிப் பரவும்போது, இரைப்பையைத் தாண்டி அருகில் உள்ள உறுப்புகளான கணையம், மண்ணீரல், உணவுக்குழாய், பெருங்குடல், முன்சிறுகுடல், பித்தப்பை, மற்றும் கல்லீரலிலும் பரவும்.

2. நிணநீர் மூலம் பரவுதல்

புற்று உள்ள இடத்திற்குத் தகுந்தபடி அது சார்ந்த நிணநீர்க் கழலைகளிலும், தூரத்தில் உள்ள நிணநீர்க் கழலைகளிலும், குறிப்பாக இடது காலர் எலும்புக்கு மேல் கழுத்துக் கழலையிலும் பரவும்.

3. இரத்தம் மூலம் பரவுதல்

இப்புற்று, இரத்தத்தின் வழியாகக் கல்லீரலை அடையும். மற்ற இடங்களை மிக அரிதாகவே தாக்கும்.

காரணங்கள்

இப்புற்று அதிகமாகக் காணப்படும் நாடுகளின் பழக்க வழக்கங்களை மட்டும் வைத்து சில பொதுவான காரணங்கள், புற்றின் விவரங்களின் அடிப்படையில் சொல்லப்படுகின்றன. ஜப்பானில் மது, அயர்லாந்தில் சுட்டமீன், கோர்ட்ரியாவில் வாட்டிய ஆமை, வட சீனாவில் கோலினாத் தானியம் போன்றவற்றை அதிக அளவில் உண்பதாலேதான் அந்தந்த நாடுகளில் அதிக விழுக்காடு இப்புற்று ஏற்படுவதாகக் கூறப்படுகிறது. ஆனால், நமது நாட்டில் புகையிலையும், புகைப்பதும், தொழிற்சாலை தூசி, மது அருந்துதலும், நிலத்திற்குத் தெளிக்கப்படும் பூச்சிக்கொல்லி மருந்துகளும் காரணங்களாகக் கூறப்படுகின்றன. இவற்றைத் தவிர, அதிகச் சூடான அல்லது குளிர்ந்த

பானங்களை அருந்துதல், புகைபிடித்தல், மது அருந்துதல் போன்ற பழக்கங்களை உடையவர்களுக்கும் இப்புற்று அதிக அளவில் ஏற்படுகிறது. மேலும், அதிக நார்ப்பொருட்களுடன் உணவு உண்ணும் பழங்குடியினரைவிட குறைந்த அளவில் நார்ப்பொருட்கள் கொண்ட நாகரிக உணவு அருந்தும் நகரத்தினருக்கே அதிக அளவில் புற்று உண்டாகிறது. இரைப்பையில் தொங்கு தசை (Polyp) இரைப்பைப் புண் போன்ற நோய்கள் உள்ளவர்களுக்கு மற்றவர்களைக் காட்டிலும் அதிக விழுக்காட்டில் இந்நோய் உண்டாகும்.

இரைப்பைப் புற்று பெண்களைவிட ஆண்களுக்கு அதிக விழுக்காட்டில் காணப்படும். இரைப்பைப் புற்று உண்டான குடும்பத்தின் உறவினர்களுக்கு, இப்புற்று மற்றவர்களைக் காட்டிலும் 10 விழுக்காடு தோன்ற வாய்ப்பு உண்டு. எ.கா. மாவீரன் நெப்போலியன் குடும்பம்.

உணவுப் பொருட்களைப் பதப்படுத்தப் பயன்படும் பொருட்களாலும், உணவில் கலந்துள்ள நைட்ரேட்டுகள் உடலில் புற்று உண்டாக்கும் நெட்டிசோமைன்களாக மாற்றம் பெறுதலினாலும் புற்று உண்டாகும். எச். பைலோரி கிருமியால் ஏற்படும் இரைப்பை அழற்சி நோயும் புற்றுநோய்க்கு இட்டுச் செல்லக்கூடும்.

நாற்பது வயதிற்குப் பிறகு நாட்பட்ட அஜீரணமா? புற்றாக இருக்கக்கூடும்

இரைப்பைப் புற்றில் பெரும் சிக்கல் என்னவென்றால், தொடக்க நிலையில் இந்த நோய் பற்றி எவ்வித அறிகுறிகளும் தோன்றுவதில்லை என்பதுதான். அறிகுறிகள் தென்பட்டாலும் மிகச் சாதாரணமாகவே இருக்கும். ஆகவேதான், புற்றுநோயை மருத்துவர்கள் கண்டுபிடிக்கும் நிலையிலும்கூட, நோயாளிகள் சுமார் 50 விழுக்காடு அறுவைசிகிச்சை செய்யக்கூடிய நிலையைத் தாண்டியவர்களாகவே இருப்பார்கள்.

உணவின் நச்சை முறிப்பது இரைப்பையில் உள்ள ஹைட்ரோ குளோரிக் அமிலம். இந்த அமிலம் அதிகமானால் அல்சரும் குறைந்தால் புற்றுநோயும் ஏற்படலாம். இதுதவிர, வயிற்றுப் புண்ணுக்காக பல ஆண்டுகளுக்கு முன் அறுவைசிகிச்சை செய்து கொண்டவர்கள், நாட்பட்ட அமிலச் சுரப்பைக் கட்டுப்படுத்தும் மாத்திரை சாப்பிடுபவர்கள் ஆகியோருக்கு இரைப்பைச் சுவர் மெலிந்து போய், அமிலச் சுரப்பு குறைந்து, புற்று நோய் வாய்ப்புகள் கூடுகின்றன.

புற்று அறிகுறிகள்

செரிமானக் கோளாறுகள், இரைப்பை உப்புசம், வாந்தி, எடை குறைந்து காணப்படுதல், இரத்தச் சோகை, களைப்பு, சோர்வு, தொடர்ச்சியாக வலி உண்டாதல், மருத்துவரீதியில் எந்தவிதமான முன் அறிகுறிகளே இல்லாமல் 40 வயதிற்கு மேல் செரிமானக் கோளாறுகள், பசியின்மை இருப்பின் புற்றா எனச் சந்தேகிப்பது அவசியம். சிறிது சிறிதாக வளர்ச்சி அடைந்துவரும் புற்றுநோயாளிக்கு உடல் வெளுப்பு, இரத்தச் சோகை, உடல் களைப்பு, இரைப்பு ஆகியவை ஏற்படும். அடைப்பு ஏற்பட்டுவிட்டால், வாந்தி அல்லது நாவில் புளிப்பான உணர்வு ஏற்படும். சில சமயங்களில் வயிற்றுக் கட்டிகளைக் கைகளால் தடவிப்பார்த்து அறிய முடியும். எந்த விதமான அறிகுறிகளும் இல்லாமல், மற்றைய பாகங்களுக்குப் பரவிய பின்பு

இரைப்பை புற்று அறிகுறிகள்

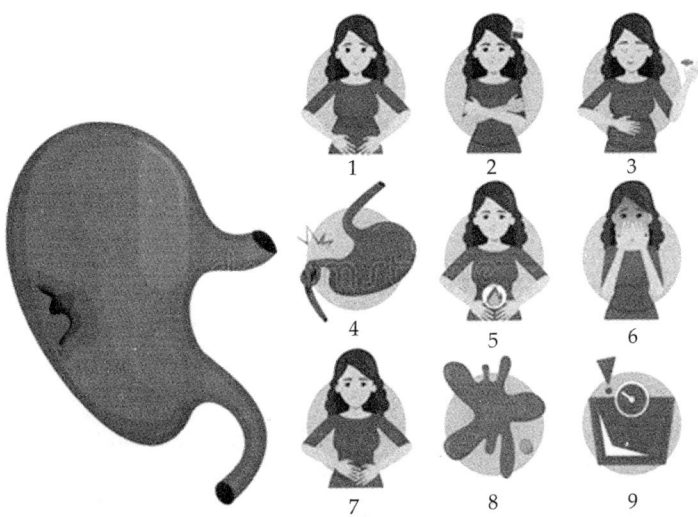

1. வயிறு உப்புசம்
2. களைப்பு
3. குறைந்த அளவு உணவில் வயிறு நிரம்பிவிடும்
4. தொடர்ந்து பசியின்மை, செரிமானமின்மை
5. வயிறு எரிச்சல்
6. குமட்டல்
7. வயிற்று வலி
8. தொடர் வாந்தி
9. காரணமறியா எடை குறைவு

தெளிவாகக் காணக்கூடும். கல்லீரலில் பாதிப்பு ஏற்பட்டிருந்தால் மஞ்சட்காமாலை நோய் வரலாம். இரைப்பையில் பந்து உருள்வது போன்று இரைப்பை அசைவுகள் தென்படும். வயிற்றில் நீர் தேங்குதல் ஏற்படும். கல்லீரல் இடுப்புக்குழிவு மற்றும் கழுத்துக் குழிவு நிணநீர் சுரப்பிகளில் புற்று பரவிய பின்னர்கூட நோயாளி முதன்முறையாக மருத்துவரை அணுகக்கூடும். நடுத்தர வயதினருக்கு காரணமறியா இரும்புச்சத்துக் குறைபாடு ஏற்படும்.

இரைப்பை கூரைப் பகுதியில் ஏற்படும் புற்று, செரிமான மாறுபாட்டு அறிகுறிகளையும், இரைப்பையின் இடப்புறம் ஏற்படும் புற்று அடைப்பின் காரணமாக வாந்தி போன்ற அறிகுறிகளையும், மற்றும் குடலில் ஊடுருவிய நிலையில் இரைப்பை வெளியேற்றத்தைத் துரிதப்படுத்தி வயிற்றுப்போக்கையும் ஏற்படுத்தும்.

சோதனை முறைகள்
அமில அளவு

பெரும்பாலும் இந்நோயாளிகளுக்கு வயிற்றில் அமிலம் குறைந்த அளவு அல்லது இல்லாமலும் காணப்படும்.

மலத்தில் இரத்தம்

மலத்துடன் இரத்தம் வெளிவரும்.

பேரியம் எக்ஸ்ரே

இரைப்பைப் புற்றை அறிய பேரியம் எக்ஸ்ரே மிகவும் உதவும். புற்று உள்ள இடம் சீராக இல்லாது மேடு பள்ளமுமாகக் குழியுடன் விளிம்பு உயர்ந்து காணப்படும்.

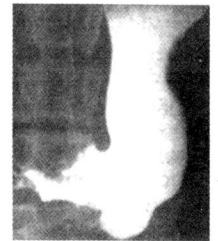

பேரியம் உண்ட எக்ஸ்ரே - இரைப்பை கீழ்ப்பகுதியில் புற்று ஒழுங்கற்று காணப்படுகிறது

இரைப்பை உள்நோக்கி

இது பேரியம் எக்ஸ்ரேயை விட மிகவும் சிறந்தது. நேரடியாக இரைப்பை உள்நோக்கி மூலமும் புற்று உள்ள இடத்தை அறிந்து, திசுவை அகற்றி சோதனை செய்து, புற்றை அறிய முடியும்.

அல்ட்ரா சவுண்ட்டுடன்கூடிய இரைப்பை உள்நோக்கியைக் கொண்டு, இரைப்பைச் சுவரில் நோய் பரவிய நிலையை அறியலாம். அல்ட்ராஸ்கேன், சி.டி.ஸ்கேன் (பரவிய நிலையை அறிய) ஆகியவை கொண்டு புற்று பரவிய நிலையை அறிய உதவும்.

ஆரம்ப நிலை அறுவைசிகிச்சை முறைகள்

பொதுவாக, இரைப்பையின் ஒரு பாகத்தை அகற்றுவது அல்லது இரைப்பையை முழுவதுமாக அகற்றிவிடுவதாகும்.

இரைப்பை உள்நோக்கி

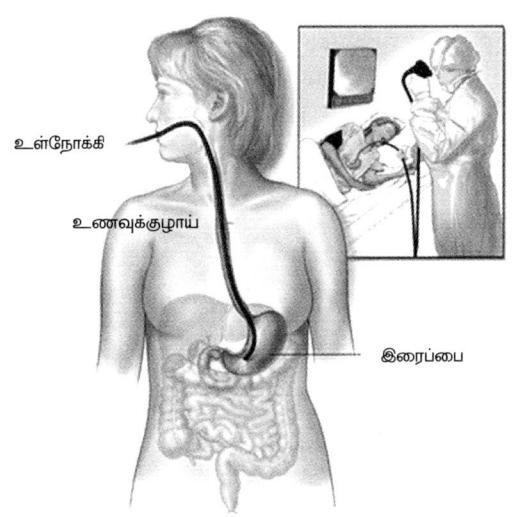

இரைப்பையில் கீழ்ப்புறமாக ஆரம்பநிலையில் புற்று இருப்பின், அவற்றைத் தேவையற்று இரைப்பை முழுவதும் அகற்றாது கீழ்ப்புறத்தை மட்டும் அகற்றி, இடைச்சிறுகுடலுடன் இணைக்கப்படும். புற்று மேற்புறம் இருப்பின் இரைப்பை முழுவதுமாக அகற்றப்படுகிறது.

அறுவைசிகிச்சையுடன் புற்று எதிர்ப்பு மருந்துகள் கீமோ தெரபியும், சிலசமயம் ரேடியோ தெரபியும் பயன்படுகிறது. ஆனால் முற்றிய நிலையில் கண்டறியும்போது, முழுமையான மருத்துவம் அளிப்பது கடினம். அந்த அந்த நேரங்களில் நோயால் ஏற்படும் உபாதைகளைக் கட்டுப்படுத்துவதே சிகிச்சையின் நோக்கமாகிவிடும். எனவே, செரிமானப் பிரச்சினைகள் தொடர்ந்து இருந்தால் ஆரம்ப கட்டத்திலேயே மருத்துவரை அணுகி தகுந்த மருத்துவம் எடுத்துக் கொள்ள வேண்டும்.

புற்றை அகற்ற முடியாத நிலையில், புற்று எதிர் உயிர் மருந்துகள் உதவும். இவை இரத்தத்தின் வழியாக புற்று உள்ள இடத்தை அடைந்து புற்றை வளராது தடுக்க உதவும். புற்றினால் ஏற்படும் எலும்பு பற்றுகை வலிக்கு, ஊடுகதிர் மருத்துவம் பயன்படுகிறது. சில சமயங்களில் புற்றை அகற்றிய பின்பு அவ்விடத்திலேயே அறுவையின்பொழுது ஊடுகதிர் துணை மருத்துவமாகக் கொடுக்கப்படுகிறது. ஆனால், புற்றிற்கு நேரடியாக இம் மருத்துவம் குணப்படுத்த ஏற்றதல்ல.

பாதி அளவு இரைப்பை அகற்று அறுவை

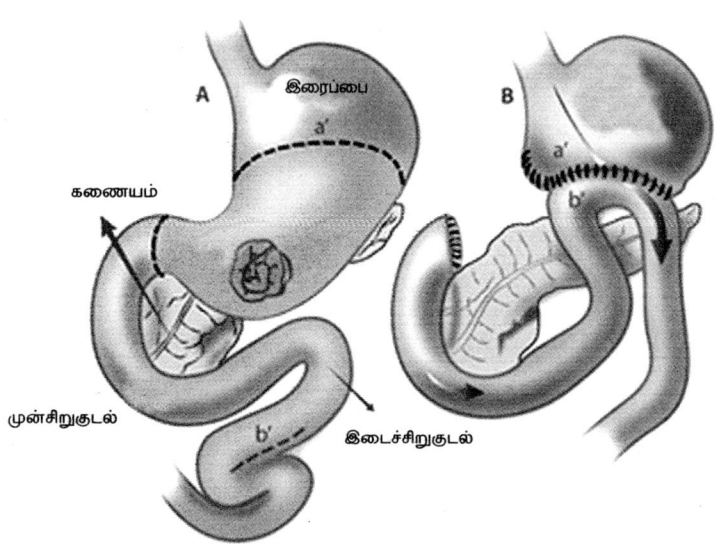

இரைப்பைப் புற்று வராது தடுப்பதெப்படி?

மது அருந்தாதீர்கள். புகைப்பதையும் புகையிலை கலந்த பான் மசாலா பொருட்களையும் பயன்படுத்த வேண்டாம். அதிக காரம், மசாலா உள்ள உணவுகளைக் குறைத்துக்கொள்ளுங்கள். நார்ச்சத்து நிறைந்த காய்கறிகளை உணவில் சேர்த்துக்கொள்ளுங்கள். வெள்ளைப் பூண்டு, சிறு வெங்காயம் ஆகியவைகளுக்குப் புற்றைத் தடுக்கும் ஆற்றல் உண்டு.

16. அதிக உடல் பருமனுக்கான அறுவைசிகிச்சை

குறிப்பிட்ட உயரம், வயது, பால் இவற்றுக்குரிய எடையைவிட, 100 விழுக்காடு அதிகமாக இருப்பது நோய் வாய்க்கக்கூடிய அதிக உடல் பருமன் என்று கூறலாம். பொதுவாக, இம்மாதிரி உள்ள நபர்கள் எடையைக் குறைக்க அல்லது பசியைக் குறைக்க மருந்து, சக்தி குறைந்த உணவு, அக்குபங்சர், தன்வசியம் ஆகியவற்றைக் கடைப்பிடித்து,

உடல்பருமானால் வரக்கூடிய நோய்கள்

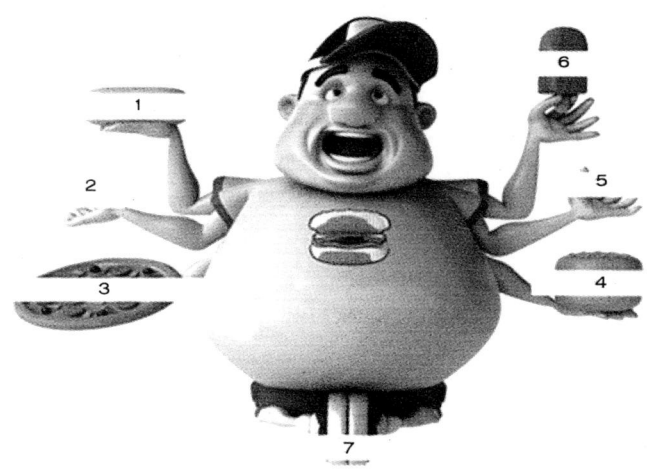

1. நீரிழிவு
2. உயர் கொலஸ்ரால்
3. தூங்கும்போது தற்காலிக மூச்சு நிறுத்தம்
4. மூட்டுவலி
5. இரத்தக் கொதிப்பு
6. இதய நோய்
7. மற்ற நோய்கள்

தோல்வியடைந்தவர்களாகவே இருப்பார்கள். ஆகவே, இவர்கள் மனச்சோர்வுடன், சாதாரண நலவாழ்வு வாழ முடியாது அவதிக் குள்ளாகிக் காணப்படுவார்கள். மேலும், கால்களை வீசி நடப்பதற்கே மிகவும் சிரமப்பட்டு நடந்து வருவதும் குறிப்பிடும்படியாக இருக்கும்.

உடல்பருமனால் வரும் சிக்கல்கள்

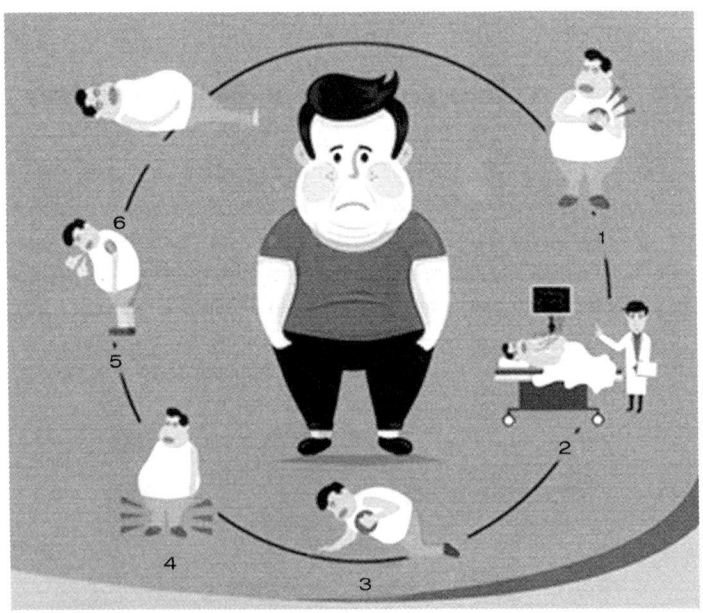

1. நெஞ்சுவலி
2. இ.சி.ஜி யில் மாறுபாடு
3. படபடப்பு
4. உடல் வீக்கம்
5. மூச்சு வாங்குதல்
6. மயக்கம், நினைவிழப்பு

ஆரம்பத்தில் தகுந்த உணவைத் தேர்ந்தெடுங்கள் மற்றும் உடற்பயிற்சி ஆகியவை கூட உங்களுக்குப் பலனளிக்கக்கூடும்.

இந்நபர்களுக்கு எடையைக் குறைக்க அறுவைசிகிச்சையாகத் தாடையைக் கம்பி மூலம் கட்டுவது, இரைப்பை, சிறுகுடல் தவிர்ப்புடன் கூடிய அறுவை முறைகள் செய்யப்படுகின்றன. தாடையைக் கட்டுவதன் மூலம் எடை குறைந்தாலும், அதை அகற்றியவுடன் எடை கூடுதலாகி விடுகிறது. இரைப்பை, சிறுகுடல் தவிர்த்துச் செய்யப்படும் அறுவை சிகிச்சைகள் அதற்குப்பின் ஏற்படும் பக்கவிளைவுகளினால் தற்பொழுது செய்யப்படுவதில்லை. தற்பொழுது ஏற்றுக்கொள்ளப்பட்ட அறுவை முறை நீளவாக்கில் செய்யப்படும் இரைப்பை ஒட்டு அறுவை. இதைத்தாண்டி, துளை அறுவை மூலம் இரைப்பை தவிர்ப்பு அறுவை (Gastric bypass procedure) வெற்றிகரமாகச் செய்யப்படுகிறது.

அறுவைக்கான தேவை

தேவையான அளவைவிட எடை 100 விழுக்காடு அதிகமாகவும் அல்லது 45 கிலோவிற்கு அதிகமான நபர் (வயது 18-50) மருத்துவம் செய்யக்கூடிய நாளமில்லாச் சுரப்பி நோய் ஏதும் அற்ற நிலை; தகுந்த மேற்பார்வையில் இந்நோய்க்கு அறுவைசிகிச்சையின்றி மேற்கொண்ட மருத்துவ முறைகளில் குணம் பெறாத நபர்களுடன், அதிக பருமனால் ஏற்படக்கூடிய மிகை இரத்த அழுத்தம், நீரிழிவு நோய், அதிக அளவு கொழுப்பு, மூட்டு அழிவு நோய், பிக்னிக் கூட்டு நோய் போன்ற நோயாளிகளுக்கும் இரைப்பை ஒட்டறுவைச் சிறந்தது. மேலும் தொடர்ந்து மது அருந்தா நிலையில் மருத்துவச் சோதனைக்கு உட்பட விருப்பமுள்ளவர்களுக்கு மட்டுமே இவ்வறுவை ஏற்றது.

இவ்வறுவையின் மூலம் பொதுவாக மொத்த எடையில் 30 விழுக்காடு குறையும் என்றாலும், இந்நபர்கள் தொடர் மருத்துவக் கண்காணிப்பில் இருக்க வேண்டும்.

17. உள்நோக்கி
(GASTRO DEODENO SCOPY AND COLONOSCOPY)

இருபதாம் நூற்றாண்டின் இணையற்ற கண்டுபிடிப்பு

உள்நோக்கி என்பது உறுப்புகளுக்கு உள்ளே உள்ள பொருள்களைப் பார்ப்பதற்காக மட்டுமன்றி அதைப் பயனுள்ள முறையில் ஆராய்வதும் ஆகும். இதை மனத்தில் கொண்டு, 1886-இல் குஷ்மால் என்ற ஜெர்மானிய மருத்துவரால் இரைப்பை உள்நோக்கி முதன் முதலில் வடிவமைக்கப்பட்டது. இவர் கத்தியை விழுங்கி வித்தை புரியும் நபரிடம் உள்நோக்கியைச் செலுத்திப் பழகிய பின்னர் நோயாளிகளுக்கு, பயன்படுத்தினார். இவ்வுள்நோக்கிக்கு வெளிச்சம், எரிசாராயம் மற்றும் டர்பன்டைன் கலந்த விளக்கு மூலம் உள்ளே பாய்ச்சப்பட்டுப் போதிய ஒளி கிடைக்காததாலும், உள்நோக்கி வளையாது இருந்ததாலும் இக்கண்டுபிடிப்பு சிறப்பாக அமையவில்லை. ஆகவே, இதனைச் சீரமைக்கும் பொருட்டு ஆய்வின் தொடராக டிசின்பர் என்ற மற்றொரு ஜெர்மானியர் இவ்வுள்நோக்கியைச் சிறிது மாற்றியமைத்தபின், பல நூறு தடவை இரைப்பை ஆராயப்பட்டது. பிறகு, இவரால் பயன்படுத்தப்பட்ட உள்நோக்கியின் ஒளிதரும் கருவி, இவரது நண்பர் உல்பினால் மாற்றி வடிவமைக்கப்பட்டது. இந்நண்பர் களினாலேயே மீண்டும் பாதி அளவு வளையும் உள்நோக்கி 1932-இல் அறிமுகப்படுத்தப்பட்டது. அதன்பிறகு, வளையும் தன்மையுடைய கண்ணாடி இழைகள் மூலம் ஒளியைப் பாய்ச்சி, ஜான்டைடல் முயன்று வெற்றிபெற்றார். 1957 பிப்ரவரி மாதம் ஹார்சோவிச் என்பவர், இவ்வகைக் கண்ணாடி இழைகளை இரப்பர் உறைகளில் இட்டு வளையும் தன்மையுள்ள உள்நோக்கியை உருவாக்கி, தாமே விழுங்கிப் பார்த்து, அதன் பயன்பாட்டை விளக்கினார். அதன்பிறகு, 1960இல் இவ் உள்நோக்கியில் ஜப்பானியர்களால் பல முன்னேற்றங்கள் செய்யப்பட்டு, தற்பொழுது பல இலட்சம் மக்களுக்குச் சோதனைக்காகவோ, சிகிச்சைக்காகவோ உலகெங்கிலும் தினமும் பயன்படுத்தப்பட்டு வருகிறது.

உள்நோக்கியும் - பேரியம் எக்ஸ்ரே சோதனையும்

உணவுக்குழாயில் அல்லது இரைப்பையில் நோய் உள்ள ஒருவருக்குப் பேரியம் மாவு கொடுத்து எக்ஸ்ரே படம் எடுத்து நோயை

அறிவது சோதனை முறைகளில் ஒன்று. எனினும், இச்சோதனையின் மூலம் முற்றிலுமாக நோயை அறிவது, அதிலும் குறிப்பாக, குழியற்ற புண், மருந்தினால் ஆறும் புண் மற்றும் ஆரம்ப காலப் புற்றைக் கண்டுபிடிப்பது சற்றுக் கடினமாகும். இக்குறை உள்நோக்கிக் கருவி கண்டுபிடிக்கப்பட்டதன் மூலம் நிவர்த்தி செய்யப்பட்டது.

இரைப்பை உள்நோக்கியின் சிறப்பு என்னவெனில், வெளிப்புற நோயாளியாகச் சுலபமான முறையில் கேடுகளின்றி சுமார் 10-20 நிமிடங்களில் முழுவதுமாகச் சிகிச்சை அல்லது சோதனையைச் செய்து முடிக்கலாம்.

இரைப்பை உள்நோக்கி

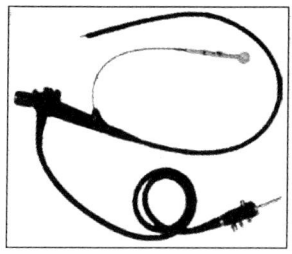

இரைப்பை உள்நோக்கி

இக்கருவி வளையும் தன்மையுள்ளது. இதை வாயின் வழியாக உள்ளே செலுத்தி நேரடியாக உணவுக்குழாய், இரைப்பை, முன்சிறுகுடலின் முற்பகுதி ஆகியவற்றைப் பார்க்க, அங்குள்ள புண், புற்றுநோய் மற்றும் அவ்வுறுப்புகளின் அமைப்புகளை ஆராய முடியும். சாதாரண புண்ணா? அல்லது புற்றா? என்னும் சோதனையில் சந்தேகம் ஏற்படும்பொழுது, அவ்விடத்திலிருந்தே சிறிதளவு திசுவை அகற்றிச் சோதனை செய்து நோயைச் சந்தேகமின்றி நிச்சயிக்க முடியும். சில சமயங்களில் குடல்புண் அல்லது புற்று நோய்க்காக மருத்துவ சிகிச்சை செய்த பிறகு குணம் ஏற்பட்டுள்ளதா? என்பதை அறியவும் இக்கருவி உதவும்.

இக்கருவியின் பயனை அறிந்த உலகெங்கிலும் உள்ள மருத்துவர்கள் அதிக அளவில் இதைப் பயன்படுத்துகிறார்கள். வளையும் தன்மையுள்ள இக்கருவியை மேலும், கீழும் சுமார் 210 டிகிரி வரையிலும் இட, வலப்புறமாக 90 டிகிரி 180 டிகிரி வரையிலும் திருப்ப முடியும். ஆகையால், உணவுக்குழாய், இரைப்பை ஆகிய உறுப்புகளில் இக்கருவி மூலம் பார்க்க முடியாத இடம் எதுவுமில்லை என்று கூறலாம்.

மருத்துவமனையில் இரைப்பைக் குடல்நோய்ப் பகுதிக்கு வருபவர்களில் சுமார் 20 - 50 விழுக்காட்டினர் உணவுக்குழாய் அல்லது இரைப்பைப் புற்றுநோய் உள்ளவர்களாக இருக்கின்றனர். இவர்களுக்கு இந்த உள்நோக்கிக் கருவி மூலம் ஆரம்ப நிலையிலுள்ள புற்றுநோயை அறிந்து தகுந்த சிகிச்சை அளிக்க முடியும். ஜப்பானில் இவ்விதச் சிகிச்சை பெற்றவர்களில் 5-ஆண்டுகள் கழித்து சுமார் 95 விழுக்காட்டினரும், 15-ஆண்டுகள் கழித்து சுமார் 85 விழுக்காட்டினரும் உயிருடன் வாழ்கிறார்கள் என்ற புள்ளிவிவரங்கள் தெரிவிக்கின்றன.

இக்கருவிகளில் இரண்டு வகை உள்ளன. ஒன்றில் ஒளி நேரடியாகக் கீழே பாயும். மற்றொன்றில் பக்கவாட்டில் பாயும். பக்கவாட்டில் பாயும் கருவியின் மூலம் பொதுவாக இரைப்பையில் புற்றுநோய் அதிக அளவில் ஏற்படுகின்ற உள் வளைவுப் பகுதியை ஆராய்ந்து, திசுவைப் பரிசோதனைக்கு அகற்றுவது சுலபம். ஆனால், இரைப்பையின் நடுப்பகுதி, வெளி வளைவு, மேற்பகுதி ஆகியவற்றைச் சோதனை செய்வது கடினமாகும்.

நோய் பற்றி நுணுக்கமாக அறிவதில் சிரமம் ஏற்படும்பொழுது, வீடியோ உள்நோக்கி மிகவும் உதவுகிறது.

1. நேரடி ஒளிபாய்ச்சும் இரைப்பை உள்நோக்கி

வயிற்றைக் கிழிக்காது இக்கருவி மூலம் நோயை அறிவது மட்டுமன்றி, பல அறுவைசிகிச்சைகள் இதன் வழியாகச் செய்ய முடியும். மேலும், இக்கருவியினால் குறைவான சிக்கல்களே ஏற்படுவதால் இதன் பயன்பாடு வியக்கத்தக்க அளவில் முன்னேற்றம் அடைந்துள்ளது.

இன்னும் 10-20 ஆண்டுகளில், சுமார் 70-80 விழுக்காடு அறுவை சிகிச்சைகள் உள்நோக்கி மூலம் மட்டும் செய்யப்பட்டுக் கிழிப்பு அறுவைக்கான கத்தி, கண்காட்சிகளில் பார்க்க வேண்டியதாகக்கூட அமையலாம். நோக்கியினுள் உணவுக்குழாய், இரைப்பை, முன்சிறுகுடலின்

இரைப்பை உள்நோக்கி

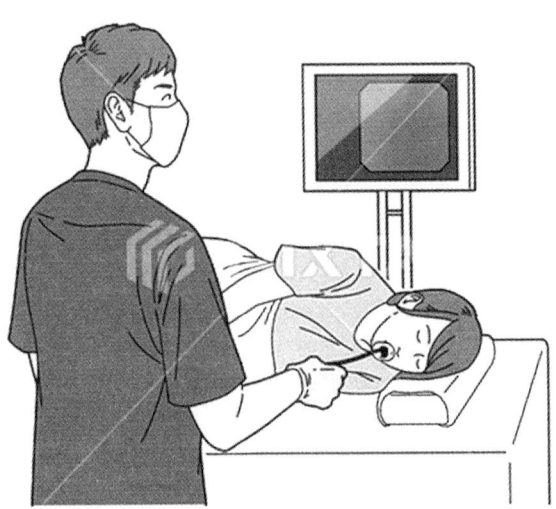

உள்நோக்கி வழியாக உணவுக்குழாய், இரைப்பையுடன் முன்சிறு குடலையும் காணலாம்.

சளிப்படலத்தை நேரடியாகப் பார்க்க முடியும். மேலும், உள்நோக்கியினுள் உள்ள குழாய் வழியாக உறுப்புகளில் உள்ள நீரை உறிஞ்சவும், காற்றை உள்ளே செலுத்தவும் மற்றும் தேவையானபொழுது சிறு ஃபிரஸ்ஸினால் (Brush) அழுத்தி சளிப்படலத்தில் தேய்த்து, அதன் உதவியால் செல் சோதனை செய்யவும் இயலும்.

இரைப்பை உள்நோக்கியால் புறப்பொருள் அகற்றுதல், தீங்கற்ற புற்றினால் ஏற்பட்ட குறுக்கத்தை விரிவுபடுத்துவதுடன், ஊசிமருந்து, மின்சூடு, லேசர் ஆகியவற்றின் மூலம் இரத்த ஒழுக்கை நிறுத்தவும் பயன்படுகிறது. உணவுக்குழாய் மற்றும் இரைப்பையில் உள்ள புறப்பொருளைச் சிறு இடுக்கி அல்லது வளைவான கூடை மூலம் அகற்றவும் பயன்படுகிறது. இதனால் ஏற்படும் திசுக்காயம் தவிர்க்கப் படுகிறது.

உணவுக்குழாய்ச் சுருக்கம் தீங்கற்றதாக இருப்பின், பலூன் விரிப்பான்களைக் கொண்டு விரிவடையச் செய்ய முடியும். இதேபோல் அக்கலேசியா எனும் நரம்பு செயலிழப்பதால் உண்டாகும் உணவுக்குழாய் அடிப்புறக் குறுக்கத்தைக் கிழிப்பு அறுவை இன்றி விரிவாக்கி, மருத்துவமனை உள்நோயாளியாக நீண்டநாள் தங்குவதையும் தவிர்க்க முடியும். உணவுக்குழாயிலும், இரைப்பையிலும் அறுவைசிகிச்சை மூலம் புற்றை அகற்ற முடியாத நிலையில் அடைப்பு உண்டானபொழுது, உணவு கீழே இறங்க லேசர் கொண்டு, திசுக்களைத் தீய்த்து வழியமைக்க முடியும். சில சமயம், லேசரினால் தீய்த்த பின் குழாயைப் பெரிதுபடுத்த விரிப்பான்கள் பக்க உதவியாக அமையும். இரத்த ஒழுக்கை நிறுத்தப் பல முறைகள் கையாளப்படுகின்றன. (எ.கா.) இரத்தத்தை உறையவைக்கும் மருந்து, சைனோ அக்ரிலேட் பசை, கிளிப், தையல், ஊசிமருந்து, மின்சூடு மற்றும் லேசர். உள்நோக்கி மூலம் உணவுக்குழாயில் சுருண்ட சிரைநாள இரத்த ஒழுக்கிற்குச் சிகிச்சை செய்யப்படுவது ஒரு புதிய மருத்துவமாகும். இவற்றினால் மீண்டும் ஏற்படும் இரத்த ஒழுக்கை நிறுத்துவதோடு, இதற்கான கிழிப்பு அறுவைசிகிச்சையும், இரத்த ஏற்றமும் தடுக்கப்படுகின்றன.

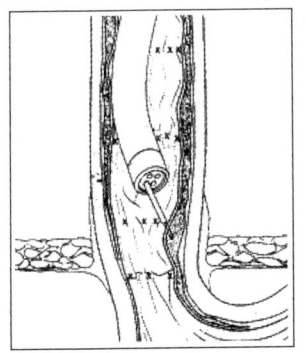

இரைப்பை உள்நோக்கி மூலம்
பெருத்த சிரைகளில்
ஊசி போடும் மருத்துவம்

2. பக்கவாட்டில் ஒளிபாய்ச்சும் இரைப்பை உள்நோக்கி

பக்கவாட்டில் ஒளிபாய்ச்சும் உள்நோக்கி, பித்தநாளத்தில் கணையக் கற்கள், கணையப் புற்று, கல்லீரல் நாள தீங்கற்ற மற்றும் புற்றுக் குறுக்கத்தினால் ஏற்படும் மஞ்சள்காமாலையைக் குறைக்க பிளாஸ்டிக் அல்லது உலோகக் குழாய்களை அந்நாளத்தில் செருகத் துணைபுரிகிறது.

இதேபோல, சிகிச்சைக்காகப் பித்தநாளச் சுரிதசையை வெட்டி அகலப்படுத்தி, பித்தநாளக் கற்களை அகற்ற அந்நாளத்தினுள் வளைவான கூடை மூலம் கற்களை அகற்றவும் அல்லது சிறு பலூன் களைக் கற்களுக்கு மேலே செலுத்திக் கீழே இழுத்து வெளியேற்றவும் பயன்படுகிறது. இதே சிகிச்சையின்பொழுது பெரிய அளவு கற்கள் இருப்பின், கேளாஒலி (Ultra Sound) அலைகளின் மூலம், உடைத்துச் சிறிதாக்கி, இந்நோக்கியின் மூலம் அகற்ற முடியும். இம்முறை நடைமுறைக்கு வந்த பிறகு, பித்தநாளக் கல்லை அகற்றச் செய்யப்படும் கிழிப்பு அறுவையின் மூலம் ஏற்படும் இறப்பு எண்ணிக்கை 90% குறைந்துள்ளது. மேலும், இச்சிகிச்சையினால் உள்நோயாளியாகத் தங்கவேண்டிய நாட்களும், செலவும் குறைக்கப்பட்டுள்ளன.

குழந்தைகளுக்குப் பொதுவாக புறப் பொருள்களை அகற்றவும் மற்றும் பெருங் குடலில் தோன்றும் தொங்குதசையை அகற்றவும் உள்நோக்கி உதவுகிறது.

உணவு உண்ண முடியாத நோயாளி களுக்குத் தோல் வழியாக வயிற்றின் துளை வழியாக இரைப்பையில் ஓட்டையிட்டு, அதன்மூலம் உணவு செலுத்தவும் இந்நோக்கி பயன்படும். மேலும், இந்த உள்நோக்கியுடன் அல்ட்ராசவுண்டு செலுத்தி, உணவுக்குழாய் இரைப்பைப் புற்று அவ்வுறுப்புச் சுவற்றில் பரவியதையும் அறிய முடியும். இதேபோல உணவுக்குழாயில் வீங்கிய பெருத்த சிரைகளையும் (esophageal Varices) அறியலாம்.

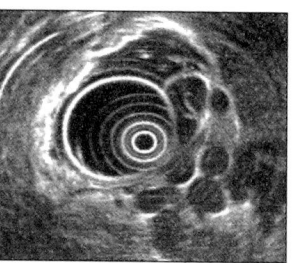

உள்நோக்கி மூலம் கேளா ஒலி அலையை இணைத்து செய்த படம் - சளிப்படலத்தில் வீங்கிய பெருத்த சிரை காணப்படுகிறது

ஆரம்பப் புற்றை அறிய புதிய முறைகள்

சில சமயங்களில் இரைப்பையில் புற்றுநோய் சிறிதாகத் தட்டையாக இருக்கும். அப்பொழுது, அது இரைப்பை அழற்சி போல தோன்றும். இதைச் சரிவர அறிய, உள்நோக்கிக் கருவி மூலம் நோக்கும் இடத்தை 160 மடங்கு பெரிதுபடுத்திக் காட்டும் வகையில் இக்கருவி தயாரிக்கப்படுகிறது. இவ்விதம் காணும்பொழுது இரைப்பையின் சளிப்படலத்தின் நிறம், அதில் ஓடும் இரத்தத் தந்துகிகள் ஆகியவற்றை

ஆராய்ந்து, ஆரம்ப நிலைப் புற்று நோயைத் திசுப் பரிசோதனையின்றியே கண்டுபிடிப்பது மிக எளிதாகிறது. சில நேரங்களில் மெத்திலின் புளூ, அயோடின் போன்ற மருந்துகளைத் தெளித்து அழற்சியிலிருந்து புற்றுநோயை வேறுபடுத்தி ஆராய்ந்து அறிவது சுலபமாகும்.

பெருங்குடல் உள்நோக்கி

பெருங்குடல் உள்நோக்கி மூலம் பெருங்குடல் முழுமையும் கடைச் சிறுகுடலின் ஒரு பகுதியையும் பார்க்க முடியும். குடலில் நுழைப்பதற்கு முன்னர், பெருங்குடல் மலம் இல்லாமல் சுத்தமாக இருக்க வேண்டும். இச்சோதனை பொது மயக்க மருந்து கொடுத்துச் செய்வது இல்லை என்றாலும், சிரைவழி மயக்க மருந்து கொடுக்கப் படுகிறது.

பெருங்குடல் உள்நோக்கி சோதனை தேவைப்படும் காரணங்கள்

மலக்குடலில் தொங்குதசை (Polyps) உள்ளநிலை. இந்நிலையில், தொங்குதசை பெருங்குடலில் மற்ற இடங்களில் உள்ளதை அறிய பெருங்குடல் முழுமையும் ஆராயப்படும். புண்ணாகும் பெருங்குடலழற்சி (Ulcerative Colitis) மற்றும் கிரான்ஸ் நோய், கடுமையான பெருங்குடல் அழற்சி, பெருங்குடலில் அறுவைசிகிச்சை செய்தபின் அந்த இடத்தை மறு பரிசோதனை செய்ய, வயிற்றுவலி, ஆசனவாய் வழியே இரத்தப் போக்கு இருப்பவர்களுக்கு, ஆசனவாய் வழியாக மிகுதியான இரத்தப் போக்கு இருந்து இரைப்பை, குடல் பகுதியில் உள்நோக்கும்போது கோளாறு ஏதும் இல்லாமல் இருப்பின், பெருங்குடல் உள்நோக்கி சோதனை தேவைப்படும், தொங்குதசையை அகற்றியபின் ஓராண்டு, மூன்றாண்டு, ஏழாண்டு கழித்து புற்றுநோய் அறிகுறி தென்படுகிறதா? என்பதை அறிய, பெருங்குடல் பக்கப்பை அழற்சி, பெருங்குடல் சுருக்கம் இருப்பின் அவ்விடத்தில் புற்று ஏற்பட்டுள்ளதா? என்பதை அறிய, பேரியம் எனிமா சோதனையில் நோய்க்கான சந்தேகங்கள் இருப்பின், அதனை உறுதி செய்ய அல்லது மேற்கொண்டு என்ன செய்ய வேண்டும் என்பதை அறியவும். மலத்துடன் இரத்தமும், சீதமும் நாட்ட வெளிவரும் நிலையிலும் பெருங்குடல் உள்நோக்கி சோதனை அவசியம்.

சிகிச்சைகள்

1. தொங்குதசை அகற்றல்

2. இரத்த ஒழுக்கிற்கு மருத்துவம்

a. மின் வெப்பத்தை, கருவிமூலம் செலுத்தி திசுவைத் தீய்ப்பது

b. இரத்தத்தை உறையவைக்கும் மருந்துகளை ஊசி மூலம் செலுத்துவது.

c. கிளிப் போடுவது

d. வளையம் வைத்தல்

e. தையலிடுதல்

3. குடல் சுருக்கத்தை விரிவாக்குதல்.

4. புறப்பொருள்களை அகற்றுதல்.

5. வளைகுடல் திருகலை நீக்குதல்.

பெருங்குடல் உள்நோக்கிக்கான முக்கிய காரணங்கள்

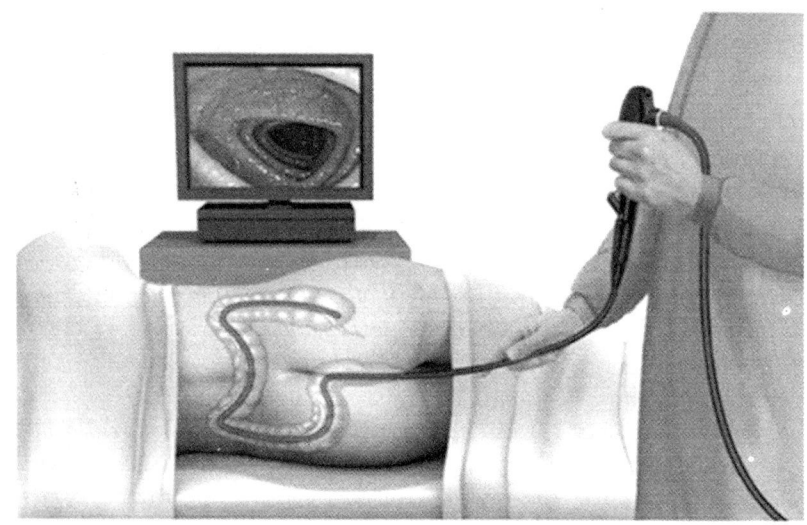

1. இரத்த ஒழுக்கு
2. மலச்சிக்கல்
3. வயிற்றுப்போக்கு
4. எடை குறைவு

பெருங்குடல் அறுவையில் குடலோடு குடல் இணைப்பு செய்த பிறகு, ஒட்டுதல் இருந்தால் அதை நீக்குவது.

புற்று, திசு அகற்றும் சோதனை ஃபிரஸ் மூலம் செல்லை அகற்றி புற்றுச் சோதனை செய்தல் ஆகியவையாகும்.

இதைத் தவிர, பெருங்குடல் குறுக்கத்தைப் பலூன் விரிப்பான், மின்சூடு மற்றும் லேசர் முறை மூலம் விரிவடையச் செய்வதன் மூலம்

வயிற்றைக் கிழித்துச் செய்யவேண்டிய அறுவைசிகிச்சை தவிர்க்கப் பயன்படுகிறது. இந்நோக்கி தொங்குதசையை அகற்றவும் உதவுகிறது.

இக்கருவியுடன் அல்ட்ராசவுண்டை இணைத்து, சளிப்படலத் தடிப்பை அறிந்து, ஆரம்ப நிலையில் உள்ள புற்றுநோயை அறிவது அல்லது பரவியதை அறிவது என்பது அறிவியலில் இந்நூற்றாண்டின் இணையற்ற கண்டுபிடிப்பாகும்.